hanser**blau**

W0193487

Dr. Lieschen Müller

Oha, können Sie denn auch operieren?

Eine Unfallchirurgin erzählt aus ihrem Klinikalltag

hanserblau

1. Auflage 2020

ISBN 978-3-446-26606-3

Umschlag: ZERO Werbeagentur, München
Motive: © PixxWerk®, München unter Verwendung
von Shutterstock.com, © CAP53/GettyImages
Satz im Verlag
Druck und Bindung: Friedrich Pustet, Regensburg
Printed in Germany

MIX
Papier aus verantwortungsvollen Quellen
FSC® C014889

Inhalt

1 The first cut is the deepest

In meinem Studium verbrachte ich viel Zeit mit Ärzteserien. Auf eine Lerneinheit Physiologie folgte eine Episode *Emergency Room*, und nach dem Beantworten von Prüfungsfragen zur Pathologie gönnte ich mir eine Folge *Grey's Anatomy*. Selbst die Professoren griffen den Hype auf und diskutierten mit uns die mutmaßlichen Krankheitsbilder aus *Dr. House*. Das Zusammenspiel von großen Emotionen und medizinischer Korrektheit faszinierte mich.

In einer der ersten Szenen bei *Grey's Anatomy* bereitet der chirurgische Chefarzt seine Ärzte in Weiterbildung auf das Spiel ihres Lebens vor. Er erzählt ihnen, dass sie in ihren folgenden Jahren bis zum Facharzt an die Grenzen ihrer Belastbarkeit getrieben werden und darüber hinaus. Die Ärzte sollen sich auf die schlimmste und beste Zeit ihres Lebens gefasst machen. Die Kollegen werden als Konkurrenten vorgestellt. Er prophezeit einigen von ihnen, dieser Belastung nicht standhalten zu können.

Obwohl ich noch nie eine Bombe im Körper eines Menschen gefunden habe und glücklicherweise nicht alle meine Kollegen bei einem Flugzeugabsturz ums Leben gekommen sind, trifft diese Szene aus der Fernsehserie meine Erfahrungen der letzten acht Jahre auf den Punkt.

Von meiner Vorstellung, als gut ausgebildete Unfallchirurgin in einer Klinik zu arbeiten, ist nach den Jahren der Assistenzarzthölle nur noch ein verkohlter Rest übrig. Meine Ideale, meine Liebe zur Medizin, mein unbändiges Interesse an der Naturwissenschaft, mein Talent für ärztliches Handwerk und meine Menschlichkeit liegen in Fetzen auf dem Boden des Gesundheitssystems.

Wahrscheinlich ist das meiner grundsätzlich viel zu positiven Einstellung zum Leben geschuldet. Nur wenn man eigentlich davon ausgeht, dass ein Mensch gut, freundlich, liebevoll, fürsorgend und gutmütig ist, kann man davon enttäuscht werden, dass die Welt von Teufeln regiert wird. Bei mir kommen zusätzlich zur grenzenlosen Naivität noch Realitätsverlust, Schlafmangel, Diskriminierungen und zu viele tote Patienten hinzu.

Warum ich immer noch Unfallchirurgin bin, kann ich mir nur durch meine antrainierte Leidensfähigkeit und meinen ungebrochenen Willen, etwas zu verändern, erklären. Vielleicht sind es auch die sechseinhalb Jahre Studium und die acht Jahre Arbeit in der Klinik, die ich bereits investiert habe.

Hier erzähle ich von dem Schock, den ich erlebte, als ich zum ersten Mal in meinem Leben vierundzwanzig Stunden am Stück arbeitete und süchtig danach wurde. Es erzählt von dem unglaublich guten Gefühl, Patienten erfolgreich zu operieren, und dem schrecklichen Gefühl, als Ärztin zu versagen. Dazu gehört nicht nur, Menschen nicht das Leben zu retten, sondern auch, ihnen nicht den würdevollen Tod ermöglichen zu können, den sie verdient hätten. Und von dem irrsinnig hohen Druck, dem Assistenzärztinnen und Assistenzärzte in ihrer Weiterbildungszeit ausgesetzt sind sowie von der Tatsache, dass sich keiner dagegen wehrt.

Als Klinikärztin wandelst du über glühende Kohlen, alles andere wäre in der Hölle auch nicht zu erwarten. Was dich darüber hinwegträgt? Die Liebe zu den Patienten eher nicht. Sie heizen das Feuer oft noch weiter an. Ich bin mittlerweile dazu übergegangen, Patienten, Ärztinnen und Ärzte in Tierkategorien einzuteilen, um effizienter durch meinen Arbeitsalltag zu kommen. Eine typisch unfallchirurgische Eigenschaft, alles klassifizieren zu müssen. Ich habe Tiere gewählt, um Menschen in einem System zu kategorisieren. Das sagt eigentlich alles. Schlimmer kann es nicht werden. Wobei ich in meinen Jahren als Ärztin gelernt habe: Es geht immer noch schlimmer.

So begegne ich Dinosauriern, Bären, Panthern, Hyänen und Mäusen. Obwohl eigentlich allen klar sein müsste, dass die Mäuse in der Unfallchirurgie meist nur auf der Durchreise sind. Meine Patienten hingegen sind Unglücksraben, manche kämpferische Löwinnen und wieder andere farbenfrohe Chamäleons. Eines wird auf diesem wilden Trip jedenfalls sehr schnell klar. Ohne Schweiß kein Preis. Ohne Schlaf in geduckter Körperhaltung, mit ausgefahrenen Ellenbogen, einige Jahre durch die Klinikflure zu hetzen, um Patienten zu behandeln, die sich auch wirklich behandeln lassen wollen, hat Konsequenzen. Am besten überlebt man diesen Dschungel, indem man sich mit Gleichgesinnten zusammenrottet, kämpft, und am Ende gewinnt der Stärkste. Natürliche Selektion, da bleibe ich als Naturwissenschaftlerin der darwinistischen Theorie ganz treu.

Als ich nach einigen Jahren ohne Sonne anfange, meine Patienten zu hassen, nachdem ich den Chef, die Verwaltung, die Krankenkassen und einige Kollegen schon längst als Voodoo-Puppen im Spind erhängt habe, hasse ich auch mich. Hilfesuchende dafür zu hassen, dass sie auf meinen Rat als ausgebildete Ärztin angewiesen sind, kann ich mir nicht verzeihen. Ohne Empathie, Moral und Ethik ist man vielleicht eine Medizinerin, aber keine gute Ärztin. Als ich mich selber nicht mehr im Spiegel wiedererkenne, gelange ich an einen Wendepunkt.

Mein Buch ist aber nicht nur die Geschichte eines Leidens- und letztendlich Triumphweges, sondern auch eine Sammlung wunderbarer und verrückter Erfahrungen. Wie fühlt es sich an, wenn du deine Hände in den Thorax eines Mannes steckst, während dir dein Baby gegen die Bauchwand klopft? Was ist die große Hafenrundfahrt? Welche Erfahrungen macht man als Frau in einem überwiegend von Männern dominierten Beruf, wie verändern sie den Blick auf das Leben?

Einerseits habe ich eine Liebeserklärung an die Menschlichkeit geschrieben, um Patientinnen und Patienten, Leserinnen und Leser für die dringend erforderliche Humanität in unserem Gesundheitssystem zu sensibilisieren. Dafür werden sie aber zunächst einen Blick auf die brutale Realität werfen müssen. Das kann zu Augenrollen, Bluthochdruck und innerlicher Unruhe führen. Deshalb ist ein Sinn für Humor und Sarkasmus zwingend notwendig. Bei Nebenwirkungen empfehle ich das intensive Gespräch mit Kollegen, Freunden, Partnern und Nachbarn. Auch Politiker bieten sich als Ansprechpartner an. Außerdem habe ich die Hoffnung noch nicht aufgegeben, dass irgendwann einmal die Tatsache, dass ich einen Busen habe, nicht mehr von Nachteil für mich sein wird.

Aus Respekt gegenüber meinen Patienten, Angehörigen und Kollegen sind die wahren Identitäten der beschriebenen Personen verändert, Ähnlichkeiten mit tatsächlichen Geschehnissen wären rein zufällig.

Heute sehe ich mir übrigens keine Ärzteserien mehr an. Meine freie Zeit verbringe ich lieber in der Wirklichkeit und bestärke andere Mitstreiter*innen darin, eigene Wege zu gehen, zu kämpfen, und versuche sie daran zu erinnern, warum sie ursprünglich ihr Kreuzchen bei »Humanmedizin« gesetzt haben.

2 Die Rolle meiner Brüste – ein Opus in 70 C

Die Fledermaushöhlen in Borneo sind wunderschöne Orte. Mächtige Naturschauspiele spielen sich dort ab. Die Erinnerungen an die unglaublichen Töne des Dschungels helfen mir noch heute bei Einschlafstörungen. Laute, faszinierende Geräusche, die sich in die Seele einbrennen – bis auf den Lärm der nervtötenden Moskitos natürlich, der einen die ganze Nacht am Schlafen hindert. Nach meiner Approbation tauchte ich ein in diese fremde Welt. Die lange Schutzkleidung klebte mir vierundzwanzig Stunden am Tag am Körper, die Haare am Kopf, und meist hatte sich irgendwo unter den Socken ein Blutegel eingeschlichen.

Einige Tage nach meinem Urlaub im prallen Leben mit der Natur saß ich entspannt in einem Büro in einer großen Klinik in Deutschland und wartete auf den Chefarzt der Abteilung für Orthopädie und Unfallchirurgie. Ich hatte die Baumwollkleidung gegen eine saubere Hose und eine gebügelte Bluse getauscht. Meine Zeugnisse waren gut, meine Empfehlungsschreiben sehr gut. Noch einige andere Abteilungen hatten mich zum Vorstellungsgespräch als Ärztin in Weiterbildung eingeladen. Bei vielen freien Stellen und wenigen Bewerbern in meinem Fachgebiet hatte ich freie Auswahl.

Zunächst wollte ich mir bei einem Hospitationstag einen Eindruck von der Struktur verschaffen, bevor ich irgendwo zusagte. Da ich mein chirurgisches PJ-Tertial in der Schweiz absolviert hatte, hatte ich keine Erfahrungen in Deutschland gemacht. PJ ist das Praktische Jahr, das letzte Jahr des Medizinstudiums vor der Approbation. Es wird vollständig in einer Klinik absolviert, vier Monate Innere Medizin und vier Monate Chirurgie sind Pflichtfächer. Die letzten vier Monate darf man sich ein Wahlfach aussuchen. In der Schweiz hatte ich nach einer exzellenten Phase der Einarbeitung als Unterassistentin weitestgehend unabhängig gearbeitet. Am Ende führte ich die kleine Notaufnahme selbstständig, lediglich für Rückfragen stand ein Arzt zur Verfügung. Auch im OP hatte ich viele Eingriffe durchführen dürfen und fühlte mich bereit für den nächsten Schritt. Nun wollte ich Unfallchirurgin werden.

Meine Motivation bekam einen ersten Dämpfer, als der Chefarzt mit einer Stunde Verspätung das Zimmer betrat. Er ließ sich auf den Stuhl vor mir fallen und betrachtete mich. »Und Sie wollen jetzt Unfallchirurgin werden? Als Frau? Sind Sie vielleicht auch anderweitig an Frauen interessiert?« Ich war ratlos. Nicht einmal Verärgerung oder Wut hätte ich in diesem Moment empfinden können. Zu unvorbereitet und naiv, blieb ich erstarrt sitzen und bejahte schließlich, dass ich gerne Unfallchirurgin werden würde. Niemals hätte ich mit dieser Frage gerechnet. Nicht nur, dass es in einem Vorstellungsgespräch unzulässig ist, nach der sexuellen Orientierung zu fragen – juristisch gesehen muss man diese Art der Fragen nicht beantworten, oder zumindest nicht wahrheitsgemäß. Nein. Warum hätte ihn das interessieren sollen?

Bis heute weiß ich nicht, ob er mich nur testen wollte, die Fragen ernst meinte oder ob es ihn einfach interessierte. Wollte er mich nur unter Stress setzen, so war ihm das gelungen. Anstatt mir seine Abteilung zu zeigen und mir das Weiterbildungskonzept vorzustellen, reduzierte er mich auf meine Brüste. Mein Interesse verflog. Eine Stunde auf einen Chefarzt warten zu müssen, erschien mir angesichts seines vollen Tagesprogramms noch einleuchtend, eine solide Begrüßung hatte ich mir aber anders vorgestellt.

Vielleicht hätte ich gleich nachfragen sollen: »Was hat meine geschlechtliche Orientierung mit dem Job hier zu tun?« Oder schlicht: »Ich glaube nicht, dass diese Frage etwas mit der Arbeitsstelle zu tun hat.« Zumindest steht das in den üblichen Ratgebern für schwierige Jobinterviews. Hätte ich mir das bloß einmal vorher durchgelesen. Wobei ich diesen Job auch mit dem Wissen aus den Ratgebern niemals angenommen hätte.

Auf meine sexuelle Orientierung folgten die Fragen zu meiner Familienplanung. »Sie werden irgendwann Kinder bekommen wollen, oder? Wie haben Sie sich das denn vorgestellt? In der Weiterbildung, oder schieben Sie das auf? Vielleicht möchten Sie ja auch gar keine Kinder bekommen?«

Das ähnelte keinem Vorstellungsgespräch, sondern eher einem Speed-Dating-Interview. Leider fehlte die Klingel, die den Wechsel des Gegenübers ankündigte. Einen rettenden Anruf einer Freundin hatte ich nicht vorbereitet und für das vorzeitige, abrupte Verlassen des Gesprächs fehlte mir der Mut. Schon als Kind und Jugendliche hatte ich beigebracht bekommen, in solchen Situationen die emotionale Komponente beiseitezustellen und mich auf die Inhalte zu konzentrieren (es funktioniert bis heute eigentlich nie, schon gar nicht, Tränen zurückzuhalten …).

Zunächst versuchte ich also, die Fragen locker zu umgehen. »Ich denke, dass ich mich mit diesem Thema beschäftige, wenn es für mich eine Rolle spielt.« – »Wann spielt es denn eine Rolle für Sie?« Er gab sich nicht so einfach zufrieden.

In dieser Situation lernte ich zum ersten Mal einen Dinosaurier kennen; ich erzähle Ihnen noch mehr dazu in Kapitel vier und, warum ich so manchen Dinosaurier dennoch vermisse. Ein Dinosaurier ist eine erhabene, riesige Persönlichkeit, die selten die kleinen

Tiere am Boden hören kann. Dazu schwebt sein Kopf zu weit über der Erde. Heutzutage gibt es nur noch Überbleibsel, die meisten sind längst ausgestorben. Dieser Chefarzt jedoch war einer. Hatte er sich ein Objekt ausgesucht, würde er nicht lockerlassen, bis er den Fraß genüsslich vernichten konnte. Er biss sich fest und hakte nach. »Können Sie sich eine Schwangerschaft in der Weiterbildungszeit vorstellen?«

Mit Abstand glaube ich, dass er zu diesem Zeitpunkt, persönlich betroffen war. Möglicherweise war eine seiner angestellten Ärztinnen in Weiterbildung schwanger, oder er hatte schlechte Erfahrungen gemacht. Im besten Falle wollte er mich für das Thema sensibilisieren oder meine Ziele in Erfahrung bringen. Ob ein Vorstellungsgespräch dafür der richtige Zeitpunkt ist, bezweifle ich.

Auf solch eine Frage ehrlich zu antworten, ist schwierig. War der Dinosaurier vor mir ein interessiertes Wesen, das seinen Kopf senkte, um mich besser kennenzulernen? Oder war er einer der Flugsaurier, die nur einen kurzen Blick nach unten warfen, um das Essbare vom Ungenießbaren zu unterscheiden? Die Erfahrungen meiner bisherigen universitären Ausbildung und mein Bauchgefühl vermittelten mir eher den Eindruck eines fleischfressenden Dinos.

Davon hatte ich schon einige während meiner klinischen Semester kennengelernt. Einer dieser Herren begrüßte nur die männlichen Medizinstudenten bei der Einführungsveranstaltung. Die Frauen könne er sich sparen, die würden sowieso nur Kinder bekommen, und seine kostbare Ausbildungszeit sei an sie vollkommen verschwendet. Ein anderer fragte unsere Gruppe Studentinnen bei einer chirurgischen Lehrveranstaltung, ob wir uns verirrt hätten, und erklärte uns den Weg zur Vorlesungsreihe der Lehramtsstudierenden. Tragen Lehrerinnen heutzutage etwa weiße Kittel und die chirurgischen Leitfäden unter dem Arm? Eben.

Meine ehrliche Antwort war: »Ich weiß es nicht.« Ich bin kein Mensch der langfristigen Pläne. Aber selbst wenn, meine Antwort wäre nicht anders ausgefallen. Die Familienplanung fällt in das Gebiet meines Herzens und nicht des Kopfes. Viele Medizinerinnen entscheiden sich gleich zu Beginn ihrer Weiterbildungszeit ganz bewusst dafür, die Familienplanung auf die Zeit nach dem Facharzt aufzuschieben. Die sechs Jahre der Weiterbildung in der Orthopädie und Unfallchirurgie werden in Vollzeit absolviert, Familienplanung ist kein Thema. Einige Ärztinnen haben sogar noch konkretere Vorstellungen und wissen schon zu Beginn ihrer Assistenzarztzeit, wo und wann sie in welcher Position sein möchten. Tatsächlich lernte ich Ärzte kennen, die auf DIN-A1-Blättern ihren Weg in unterschiedlichen Farben vorgezeichnet hatten und diese Zielvereinbarungen übers Bett hefteten. Ich habe selten etwas so Deprimierendes gesehen. Jedes Mal verspürte ich einen innerlichen Zwang, irgendwo eine Abzweigung einzuzeichnen.

Diese Lebensplanungen haben in unserem System aber ihre absolute Berechtigung. Sich in Vollzeit zu hundert Prozent auf den Beruf zu konzentrieren, ist ein Vorteil. Zumindest wenn man schnell und sicher auf einen Oberarztposten kommen möchte. Der Nachteil an Hundert-Stunden-Wochen: Am Ende dieser Phase musst du dich umsehen, ob du noch Privatleben übrig hast. Aber auch das wusste ich zu diesem Zeitpunkt noch nicht. Meine Lebensplanung war völlig offen. Ich freute mich einfach auf den Job als Ärztin in Weiterbildung.

Meine Antwort gefiel dem Dinosaurier ganz und gar nicht. Er witterte das schnelle Opfer und setzte zum letzten Mal an: »Aber Sie wollen doch Kinder haben, oder nicht?«

Seit zehn Minuten saß ich jetzt also in einem Vorstellungsgespräch für eine Stelle als Ärztin im Fach Orthopädie und Unfallchirurgie, und bisher hatte der Chefarzt mir nur unzulässige Fragen gestellt.

»Warum? Wollen Sie der Vater der Kinder werden?«

Der Dinosaurier lief rot an, und ich suchte das Weite.

Zum jetzigen Zeitpunkt meiner Ausbildung kann ich seine Fragen nachvollziehen, halte aber ein Bewerbungsgespräch nach wie vor nicht für den geeigneten Rahmen. Vielleicht bei einem Abendessen mit guten Freunden? Oder bei einem Treffen mit einem beruflichen Mentor? Unterhalte ich mich heute mit Ärztinnen, die ihre Weiterbildung gerade erst beginnen, empfehle ich ihnen, sich frühzeitig damit auseinanderzusetzen, wohin sie wollen. Allerdings setzt das voraus, dass man sich selbst kennt und weiß, was man will. Diese Entscheidungen nur mit dem Kopf zu treffen, ist möglich. Aber es macht keinen Spaß. Entscheidungen hingegen mit dem Herzen zu treffen, macht glücklich. (Ja, auch dieses Buch ist eine Herzensentscheidung. Es macht mir Freude, und es macht mich glücklich. Auch wenn es bedeutet, dass ich noch weniger schlafe als sonst.) Niemals würde ich dazu raten, DIN-A1-Plakate zu malen, auf denen die nächsten dreißig Jahre eingezeichnet sind, die keine Umwege oder Abzweigungen möglich machen.

Ärzte in Weiterbildung kennen Sie übrigens vielleicht noch als Assistenzärzte. Diese veraltete Bezeichnung ist noch häufig anzutreffen. Arzt in Weiterbildung erklärt unseren Berufsstand aber besser. Wir sind Ärzte in der Weiterbildung zum Facharzt. Dieser kleine, aber feine Unterschied bietet häufig Anlass für Diskussionen. Entweder musste ich erklären, dass ich tatsächlich Ärztin bin und nicht nur die Assistentin des »richtigen« Arztes, oder ich wurde gleich zu einer schriftlichen Stellungnahme gezwungen, warum ich denn als Assistentin ärztliche Tätigkeiten ausführen durfte. Nicht nur muss ich als Frau ohnehin schon ständig meine Kompetenzen erklären, auf dem Weg zum Facharzt ging es dann eben auch häufig noch zusätzlich um meine Berufsbezeichnung.

Arzt ist man nach einem sechsjährigen Studium, früher zwei, heute drei, Staatsexamen und der ausgestellten Approbation. Die

Weiterbildungszeit beträgt je nach Art des Facharztes fünf bis sechs Jahre in Vollzeit. Innerhalb dieser Zeit sollte man die Fertigkeiten eines Facharztes erworben haben. Es gibt Ärzte in Weiterbildung, die nach vier Jahren eigentlich schon facharztreif sind, weil sie optimal weitergebildet werden, talentiert und fleißig sind. Dann müssen sie natürlich trotzdem warten, bis die offizielle Weiterbildungszeit beendet ist, um in einer Prüfung bei der zuständigen Landesärztekammer die Qualifikation des Facharztes zu erwerben. Das ist zugegebenermaßen ein sehr kleiner Anteil der Ärzte in Weiterbildung. Andere wiederum sind nach sieben oder acht Jahren noch nicht facharztreif.

Ich kenne Ärzte, die ihr Leben lang ohne Facharztqualifikation in Kliniken arbeiten. Meist wechseln langjährige Ärzte in Weiterbildung mehrere Male die Fachrichtung, arbeiten in unterschiedlichen Fachabteilungen und verlieren irgendwann den Ehrgeiz, in einem Fach die Prüfung abzulegen. Manche scheuen sich auch vor der Verantwortung. Im Zuge der immer schlechter werdenden Weiterbildung ist das gar nicht so selten. Viele Ärzte in meinem Fachgebiet fühlen sich nach sechs Jahren nicht ausreichend vorbereitet, um als Facharzt zu arbeiten. Dann nämlich bist du selbst verantwortlich und kannst dich nicht auf die Verantwortlichkeit eines Oberarztes verlassen. Unter uns Ärzten in den chirurgischen Fächern heißt es umgangssprachlich ohnehin »Operieren lernst du erst als Facharzt«.

Ohne Oberarzt am OP-Tisch zu stehen, ohne Back-up und ohne jemanden zu operieren, der schon alles wieder richten wird, ist eine ganz andere Sache, als als Arzt in Weiterbildung zu operieren. Als Arzt in Weiterbildung hat man mindestens sechs Jahre eine helfende Hand, einen Facharzt, der zwischendurch eingreift oder Operationsschritte übernimmt, mitdenkt oder sogar die Operation leitet. Als Facharzt ist man der Verantwortliche und muss selbst die helfende Hand sein. Man muss anleiten und leiten, wissen und sicher sein. Gut operieren kann man nur, wenn man viel operiert und eigene Erfahrungen macht. Hilft einem in jeder Situation ein erfahrener Facharzt am OP-Tisch, ist das sicherlich schneller und angenehm. Aber ab einem gewissen Zeitpunkt muss man selbst schwimmen lernen.

Im Prinzip ist dieser Schritt gar nicht anders als der vom Medizinstudent zum Arzt. Als Studentin im praktischen Jahr, dem letzten Abschnitt des Studiums, ging es mir ähnlich wie in der Zeit kurz vor dem Facharzt. Irgendwann wollte ich nicht immer einen Arzt um die Bestätigung meiner Diagnose bitten und rückfragen müssen, ob mein Therapievorschlag passt. Als Ärztin in Weiterbildung kurz vor der Facharztprüfung möchte ich nicht für jede Indikationsstellung einer OP einen Facharzt hinzuziehen. Als Kind hatte ich Angst vor Wasser. Es war mir etwas unheimlich, dorthin zu gehen, wo ich nicht mehr stehen konnte, aber mit den Schwimmflügeln ging es ganz gut. Aber den Schwimmring unter Wasser konnte ich erst dann holen, als ich die Schwimmflügel auszog und schwimmen lernte.

Dieses erste Vorstellungsgespräch veränderte mich. Es holte mich von meiner medizinischen Euphorie – und Motivationswolke zurück auf den Boden der menschlichen Tatsachen.

61 Prozent der Medizinstudierenden sind Frauen. Nur 23 Prozent der Ärztinnen in Weiterbildung in der Unfallchirurgie sind Frauen. Bei den ausgebildeten Fachärztinnen sind es nur noch 14 Prozent. Ich stand bis heute noch nie mit einer unfallchirurgischen Oberärztin am OP-Tisch. Es war also unmöglich zu ignorieren, dass ich als Frau in diesem Fachgebiet in der Minderheit war.

Auf dem Heimweg des Vorstellungsgesprächs betrachtete ich mich im Autospiegel. Meine Wangen waren vor Wut rot angelaufen. Ansonsten sah ich aus wie immer. Ich bin durchschnittlich hübsch, habe eine durchschnittlich gute Figur und durchschnittlich große Brüste, die ganz unspektakulär hauptsächlich aus Fett bestehen und meist gut eingepackt sind. Ich habe sie meinen X-Chromosomen zu verdanken. Natürlich kannte ich die großen Ausschnitte einiger Kommilitoninnen bei den Prüfungen an der Uni. An ein Anatomietestat erinnere ich mich noch, als ob es gestern gewesen wäre. Der Blick des Anatomiedozenten versenkte sich während der Stunde unwiederbringlich im Ausschnitt der Kommilitonin. Ihre Antworten waren alle »fast« richtig und führten zu einer »notwendigen« Nachholstunde unter vier Augen. Während der Famulaturen hatte ich immer wieder Ärztinnen in Weiterbildung getroffen, die ihre Weiblichkeit offen für ein berufliches Vorankommen einsetzten. Mit Weiblichkeit meine ich allerdings die Brüste und nicht die hervorragenden Kompetenzen von Frauen in der Medizinerwelt. Aber das sollte ich erst in ein paar Jahren lernen (mehr dazu im Epilog).

Nach diesem Vorstellungsgespräch war klar für mich: Damit musste ich in einem Männerberuf umgehen lernen, wenn ich meinen Traum der Unfallchirurgie verwirklichen wollte. War es mir möglich, über solche Fragen hinwegzusehen? Konnte ich die Sprüche ertragen? Musste ich nun meine Weiblichkeit verstecken und männliches Verhalten imitieren? Oder vorgeben, lesbisch zu sein? Bis heute habe ich noch keinen Kollegen kennengelernt, der jemals in einem Vorstellungsgespräch gefragt wurde, ob er einmal Kinder haben möchte. Aber meine weibliche Seite gehört nun mal zu mir, und heute weiß ich, dass ich daraus eine große Stärke ziehe.

Für das nächste Vorstellungsgespräch bereitete ich mich besser vor. Die Frage nach meiner Familienplanung kam nicht auf. Auch sonst war es ein angenehmer Gesprächsrahmen. In der Abteilung waren ein Chefarzt, vier Oberärzte, zwei Funktionsoberärzte – die haben die gleichen Aufgaben wie Oberärzte, aber keine Planstellen – und vierzehn Ärzte in Weiterbildung angestellt. Immerhin sollte ich auch zwei Kolleginnen haben.

Während des Hospitationstags lernte ich Kollegin Schönauge

kennen. Eine sympathische, freundliche Frau, die nur wenige Jahre älter als ich war. Sie begrüßte mich erfreut und zeigte mir die Räumlichkeiten. Gleich fühlte ich mich aufgehoben und nicht mehr ganz so allein in diesem männerdominierten Fach. Außerdem erzählte sie mir, vor welchem Oberarzt ich mich in Acht nehmen musste: Oberarzt Superwichtig. Nichts geht ohne ihn. Gar nichts. Schon allein der Gedanke daran, dass er etwas nicht kontrollieren könnte, verursacht bei ihm Juckreiz und Bluthochdruck. Am besten bewegt man sich unter seinem Radar, was ich natürlich praktisch nie schaffe, weil er gerne ausflippte. Und welchem Kollegen ich auf die Finger klopfen musste: Kollege McSexy, dessen Gehirn meist in der Hose und nicht im Kopf zu finden war.

Tatsächlich hatte ich in meiner Anfangszeit mit Kollege McSexy meine Probleme. Da es keine getrennten Personalumkleiden gab, zogen wir uns morgens alle im Arztzimmer um. McSexy konnte sich seine Kommentare zu meiner Unterwäsche selten verkneifen. Egal in welcher Farbe hatte er einen passenden Spruch parat (»Hast du heute noch etwas vor? Das Schwarz steht dir.« – »Blümchen? Bist du unter die Romantikerinnen gegangen?« – »Weiß heute? Wirklich? Bist du so unschuldig, oder tust du nur so?«).

Stand ich den ganzen Tag im Operationssaal zog ich mir an manchen Tagen Stützstrümpfe gegen die Krampfadern an, wie übrigens viele Kollegen. Selbst die braune Farbe hinderte ihn nicht daran, lustvoll im Hintergrund zu stöhnen. Die anderen Frauen in meiner Abteilung rollten stets mit den Augen und ignorierten die Kommentare. Es brachte auch nichts, ihn auf seine Unterwäsche anzusprechen. Allein Kollege Oberfeldwebel, der mal Soldat war, sorgte mit »Lass den Scheiß« oder »Halt die Klappe« meist für ein schnelles Ende dieser einseitigen Unterhaltungen. Als eines Morgens Oberarzt Superwichtig in das Arztzimmer stürmte, verstörte ihn der Anblick zweier halb angezogener Ärztinnen so sehr, dass es urplötzlich doch noch einen Raum im Krankenhaus gab, der ab sofort uns Frauen zur Verfügung gestellt wurde. Nicht, dass wir nicht bereits Telefonate, E-Mails und Briefe geschrieben hätten. Tonnenweise.

McSexy erlebte seine verstörende Epiphanie übrigens erst einige Jahre später. Die neue Damenumkleide war gleichzeitig das Dienstzimmer für die Rufbereitschaft, die dort entweder im Anschluss schlafen konnte – oder ohnehin, weil die Person zu weit weg vom Krankenhaus wohnte. Als ich mich dort eines Morgens umzog, in der 30. Woche schwanger mit mütterlichem Vorbau, der die 70 C weit übertraf, und einer riesigen Schwangerschaftskugel, öffnete McSexy die Tür. Er erstarrte, lief rot an und suchte schleunigst das Weite.

Auch ansonsten mühten sich meine Kollegen ab, meine Brüste zu thematisieren. In meinen ersten Vierundzwanzig-Stunden-Diensten hatte ich leider häufiger mit einem Kollegen der Allgemeinchirurgie Dienst, der anscheinend schon länger keinen sexy Spaß mehr gehabt hatte. Nach Hundert-Stunden-Wochen ist es tatsächlich sehr wahrscheinlich, dass er einzig mit sich selbst Spaß hatte, aber das ist ein anderes Thema. Innerhalb der ersten Wochen wurde ich überzufällig häufig zu Patienten gerufen, die einen »Unfall« gehabt hatten. Wer auf einen Dildo, eine mit Kondom überzogene Karotte oder Aubergine stürzt, hat zumeist kein unfallchirurgisches Problem. Es ist ganz typischerweise ein Fall für die Proktologie oder Allgemeinchirurgie, sofern der Fremdkörper sich nicht einfach wieder entfernen lässt. Die Anamnese ist allerdings gar nicht so einfach. Viele Patienten können nicht mehr richtig laufen und scheinen ihre Sprache verloren zu haben. Manche finden ihre Sprache auch erst dann wieder, wenn man die Angehörigen aus dem Untersuchungszimmer herauskomplimentiert. Andere Patienten finden es in dieser Situation noch unangenehmer, sich einer Frau offenbaren zu müssen als einem männlichen Arzt. Nicht selten führt das zu allerlei überflüssiger Diagnostik, bis wir die Ursache gefunden haben. Nachdem ich zum dritten Mal zu einem solchen »Unfall« gerufen wurde und der Allgemeinchirurg zusammen mit dem Gefäßchirurgen feixend in der Ecke der Notaufnahme herumlungerte, suchte ich mir eine Packung Vaseline und marschierte auf die Herren zu.

»Du scheinst ja einen außerordentlich großen Spaß daran zu haben, mich mit Herren bekannt zu machen, die ein Sexspielzeug in ihren Körperöffnungen vergessen haben. Hast du vielleicht selbst Interesse daran? Ich hätte hier eine große Packung Vaseline. Dann rutscht es leichter. Nicht, dass du nachher noch meine Hilfe brauchst, nicht wahr? Aber du kannst dir gerne ein paar Tipps von dem Herren in Kabine eins holen.« Es kam nicht wieder vor.

Das Eintreffen einer neuen Unfallchirurgin scheint bei einigen Kollegen einfach den Jagdinstinkt auszulösen. Nach wenigen Wochen fing ich bei jeder Gelegenheit an, die Fotos meines groß gewachsenen Freundes zu präsentieren. Überraschenderweise wurde ich bald deutlich weniger in der Cafeteria angequatscht. Schnell stellte ich fest, dass dieser arbeitswütige Haufen Ärzte, tatsächlich wenig Berührung mit der Außenwelt hatte. »Berührung« im wahrsten Sinne des Wortes, da sie fast die ganze Zeit arbeiteten. Die Liebschaften innerhalb des Krankenhauses waren zahlreich. Sie wechselten so schnell, dass ich gar nicht mehr hinterherkam. McSexy stellte natürlich alle in den Schatten. Keine Frau schien vor ihm sicher zu sein.

Nicht selten unterhielten sich die männlichen Kollegen im Arztzimmer über die Sexpraktiken der Liebschaften der Nacht zuvor (vermutlich hauptsächlich Wunschvorstellungen, aber was weiß ich schon), tauschten die widerlichsten Pornovideos und die besten Anmachsprüche aus. Liebe Frauen, ich sage es nur ungern. Aber diese »Ich bin Arzt«-Masche, sie ist tatsächlich langjährig trainiert. Bitte beachten Sie das bei den abendlichen Bekanntschaften. Natürlich gibt es auch Ausnahmen, aber deren erster Satz ist meist nicht »Ich bin Arzt. Hättest du Lust auf eine kostenlose Untersuchung?«.

Als ich mich nach einiger Zeit von meinem Nicht-Mediziner-Freund trennte (wie lange denken Sie, dass eine Beziehung hält, die eigentlich nur noch am Telefon stattfindet? Ähm. Ja, genau.), verbreitete sich die Information wie ein Lauffeuer. Die einzige Möglichkeit, die ich nach ganzen vier Tagen sah, war, mir einen neuen Freund zuzulegen. Martin, erfolgreicher Banker mit einem Hang zum Kraftsport – und natürlich erfunden. Entschuldigt bitte, lieben Kollegen, aber dachtet ihr ernsthaft, ich hätte mehr Zeit gehabt für die Partnersuche als ihr? Die permanenten Annäherungsversuche waren unerträglich, die Versuche der Partnervermittlung noch viel anstrengender. Manchmal wünschte ich mir tatsächlich, lesbisch zu sein. Nach Martin wurde es richtiggehend angenehm. Die Anmachsprüche der Kollegen wurden mit der Zeit zu liebevollen Frotzeleien, und sie integrierten mich in ihr Team. Wir Frauen formierten uns als Freundinnen zum Pferdestehlen und legten uns ein Repertoire an lustigen Antwortmöglichkeiten für schlüpfrige Wortspielereien zu. Wir Frauen durften nicht alle anzüglichen Wortspielereien auf die Goldwaage legen, und die Männer mussten lernen, ihre Pornovideos nur untereinander auszutauschen. Manche Bilder kann ich leider bis heute nicht vergessen.

In meinem Arbeitsalltag sollte ich nie vergessen, dass ich als Frau in der Unfallchirurgie arbeitete. Selbst mit weißem Kittel bekleidet stellt es für viele Patienten eine riesige Herausforderung dar, eine Unfallchirurgin über die Folie des kräftig gebauten, Hammer schwingenden, weißbärtigen, älteren Arztes zu legen. Es kann also vorkommen, dass ich wild wedelnd im Schockraum stehe, um darauf aufmerksam zu machen, dass ich die Leiterin des Notfallteams bin. Vielleicht sollte ich mir einfach einen Bart ankleben.

Mittlerweile bin ich dazu übergegangen, meinen weißen Kittel nicht nur anzuziehen, sondern auch lästigerweise zuzuknöpfen, sollte ich in ein wichtiges Gespräch gehen – und ja, verdammt, diese Kittel sind einfach nur unpraktisch, unhygienisch, und es ist heiß darunter. Ansonsten platziere ich mein Namensschild mit dem Doktortitel auf meiner Kitteltasche auf Brusthöhe und erwähne ihn penibel bei der Vorstellung. Zur Not zeige ich auch noch auf mein Namensschild, um Missverständnissen vorzubeugen. Das ist allerdings selten notwendig. Die meisten Menschen im Krankenhaus suchen ohnehin die ganze Zeit den Kittel mit den Augen ab, um den zuständigen Ansprechpartner zu finden. Grundsätzlich erntet man gehobene Augenbrauen und überraschte Gesichter. Ich nehme an, dass das mit zunehmendem Alter weiter abnehmen wird, und freue mich über ein paar Falten im Gesicht. Es erleichtert mir die Arbeit ungemein.

»Sie sind die Ärztin?« – »Oha, können Sie denn auch operieren?« – »Also, so mit Skalpell und Hammer?«: Klassiker.

Während der Visite stelle ich mich ebenfalls förmlich vor. Ja. Es nervt. Vierzig Patienten zu erklären, dass die Visite heute aus mehreren Frauen besteht und der Operateur ebenfalls die Frau war, das dauert. Aber sich diese Zeit zu nehmen, erspart einem einige schriftliche Stellungnahmen bei der Verwaltung. Sie werden nicht glauben, wie viele Briefe ich in meinen ersten Jahren schreiben musste zum Thema »Die ganze Woche war kein einziger Arzt da«. Oder: »Während meines stationären Aufenthaltes habe ich nie einen Arzt gesehen.«

Tja. Das stimmte meistens. Denn der Arzt war eine Frau. Die Anekdoten zum Thema Ärztinnen in der Medizin sind zahlreich. Sie könnten selbst ein ganzes Buch füllen. Böse bin ich den Patienten deshalb übrigens nicht. Meist spiele ich mit diesen Stereotypen, das macht unheimlich Spaß. Viele machen halt zum ersten Mal diese Erfahrung. Die Patienten, die häufiger im Krankenhaus sind, haben sich daran gewöhnt.

Immerhin bleibt als letzter Ansprechpartner ja noch der Oberarzt oder der Chefarzt übrig. Das ist dann auch meistens ein Mann. Wie gesagt, in meiner Laufbahn hatte ich noch nie eine Frau als Oberärztin oder als Chefärztin.

Bei vielen Patienten hilft aber alles Erklären nichts. Sich von einer Unfallchirurgin behandeln zu lassen, passt bei manchen einfach nicht ins Gesamtbild.

Ganz genau erinnere ich mich noch an Herrn R. Er lag mit einem gebrochenen Sprunggelenk auf meiner Station. Seine Frau, ein zartes Geschöpf, brachte ihm jeden Tag den Kuchen, das Abendbier und die Zeitung vorbei. Sein Sprunggelenk musste bis zur Operation abschwellen. Also: hochlagern und kühlen. Herr R. war allerdings zu beschäftigt dafür. Denn er musste circa zwanzigmal am Tag »frische Luft schnappen« und pünktlich zum Mittagsbierchen in die Cafeteria, dann verließen die hübschen, jungen Krankenschwestern das Krankenhaus.

Von Visite zu Visite wurde er ungehaltener.

»Nein, Herr R., wir können heute nicht operieren, die Haut über ihrem Sprunggelenk geht auf wie eine Wurstpelle. Nur eben nicht wieder zu.«

»Nein, Herr R., Sie dürfen nicht zum Rauchen gefahren werden, ihr Nikotinkonsum schadet massiv der Durchblutung.«

»Ich weiß, dass Sie keine Schmerzen haben, wie war denn Ihr Zucker heute Morgen?« (Menschen mit Diabetes haben häufig ein herabgesetztes Schmerzempfinden.)

Generell fand Herr R. alles doof.

Nach jeder Visite war sein Blutdruck noch ein bisschen höher, während der Gespräche konnte man an seiner Gesichtsfarbe ablesen, wie viele Sekunden es noch dauerte, bis er explodierte. Das Krankenhausessen war nicht genießbar, die Abendruhe viel zu früh und die Morgenvisite viel zu spät. Außerdem habe er ja nicht mal einen richtigen Arzt zu Gesicht bekommen.

»Entschuldigen Sie, Frau Doktor, ich meine so einen richtigen Arzt.« Ja, nee, klar. Also schickte ich den Kollegen Oberfeldwebel. Er war groß und breitschultrig in seinem schneeweißen Arztkittel mit den schicken Schuhen. Er erklärte Herrn R. erneut, dass es mit der OP nichts würde, solange die Schwellung so stark war.

Herr R. ließ anschließend nach mir klingeln. Er habe den Herrn Doktor nun verstanden, aber er habe ja nicht einmal erzählen können, wie unmöglich ihn die Nachtschwester behandelt habe.

Als ich ihn für die OP vorbereitete, fragte er, wann denn der Doktor komme, der ihn operieren würde. Ich sagte: »Das bin ich.« Er lachte. Der richtige Doktor, der mit dem Messer. Mein Augenrollen konnte ich zwar nicht unterdrücken, aber ich holte unseren Oberarzt Graubart hinzu: groß, weißbärtig, Schultern wie ein Ochse. Herr R. war zufrieden.

Im OP hatte der Oberarzt kein einziges Mal das Skalpell in der Hand. Er überwachte mein Tun. Das Sprunggelenk von Herrn R. operierte nämlich die Frau Doktor.

Herrn R. hatte kein Sexismusproblem. Es kostete ihn einfach etwas Zeit, sich an die veränderten Gegebenheiten anzupassen. Am Ende seiner Krankenhausbehandlung bedankte er sich bei mir und versprach, das mit dem messerwedelnden Chirurgen noch einmal zu überdenken. Eine große Überraschung für mich.

Aber natürlich gibt es auch Patienten, die ein richtiges Problem mit Frauen in der Medizin haben. Wahrscheinlich auch generell ein Problem mit Frauen.

Herr A. zum Beispiel. Für ihn entsprangen alle Frauen im Krankenhaus einer pornografischen Episode mit leicht bekleideten Krankenschwestern. Er verpackte seinen Sexismus in Witze über erigierte Penisse oder erzählte frauenverachtende Anekdoten. Je mehr Kontrolle über seine Erkrankung er an mich abgeben musste, desto aggressiver wurde er. Sich auf meine Expertise einzulassen, war ihm faktisch unmöglich. Er hatte sich seinen Unterschenkel gebrochen. Der Unterschenkel wurde mit einem Fixateur externe zunächst ruhiggestellt, da die Weichteile stark beschädigt waren. Googeln Sie einfach. Sie werden lauter erschreckende Bilder von Gestellen außerhalb der Haut finden. Drähte und Nägel halten die gebrochenen Knochen an der richtigen Stelle, verlängern sich aus der Haut und werden außerhalb der Extremität an einem Gestell fixiert. Unzählige operative Eingriffe folgten, um die Wunden und Weichteile zu säubern. Nur so hatte er eine Chance auf Heilung. Wochenlang befand sich A. auf meiner Station. Wenn ein Mann mit ihm auf dem Zimmer lag, geriet das Wechseln des Verbands zur Tortur. Er versuchte sich regelrecht mit den Mitpatienten zu verbrüdern, haute einen sexistischen Witz nach dem anderen raus.

Bis heute bin ich überzeugt, dass er Angst vor mir hatte. In meine Hand zu legen, ob er seinen Unterschenkel behalten würde oder nicht, machte ihn wahnsinnig. Einer Frau zu vertrauen, unmöglich. Meine Hilfe anzunehmen, stellte ihn vor ein riesiges Dilemma. Erlitten wir in der Therapie einen Rückschritt, mussten wir die Wunde noch einmal ein Stück öffnen und erneute einen Schwamm einlegen, um sie im nächsten Schritt stückweise verschließen zu können, war die Schuldige schnell gefunden. Nichts anderes konnte man von einer Frau erwarten. Ständig zitierte ich Kollege Oberfeldwebel oder Oberarzt Graubart zu ihm. Einmal sprach ich ihn direkt darauf an. Seine Angst vor dem Verlust des Beines verstand ich. Seine Männlichkeitsdemonstration und die permanenten sexistischen Kommentare jedoch konnte ich nicht tolerieren. Auf seine Angst und Hilfsbedürftigkeit angesprochen, reagierte er peinlich berührt.

Die Gesundheits- und Krankenpflegerinnen feierten ein Fest, als er mit heilenden Wunden und heilendem Unterschenkelknochen die Station verließ. Sie hatten ihm auch mehrfach auf seine grapschenden Finger schlagen müssen.

Heute fällt mir der Umgang mit diesen sexistischen Verhaltensweisen einfacher. Besteht kein Vertrauensverhältnis, kann ich die Behandlung nicht durchführen. Sollte ein Patient nicht in der Lage sein, sich von einer Frau behandeln zu lassen, hat er die freie Arztwahl. Manchmal genügt es aber auch, die Angst und Hilfsbedürftigkeit als Problem anzusprechen. Ängste zuzulassen und darüber zu reden, scheint bei vielen Männern immer noch ein großes Tabu zu sein.

Und dann gab es da zum Beispiel Herrn J. Er hatte sich eine Einblutung an der Leiste zugezogen – der Fahrradlenker, die übliche Anamnese. Wir mussten ihm einen Verband um die Hüfte anlegen, da sich bereits ein großer Bluterguss gebildet hatte, den wir in den nächsten Tagen entfernen mussten.

Die Anlage ist lästig, sie dauert ein paar Minuten und ist für den Patienten nicht immer angenehm. Der Verband wird um die Hüften, Leisten und den betroffenen Oberschenkel gewickelt. Die Unterhose musste runter. Um nicht wegen Belästigung angeklagt zu werden, erklärte ich dem Patienten mein Vorgehen.

Bis zur OP blieb der Patient bei uns auf der Station, bekam Schmerzmittel und eine Thromboseprophylaxe. Ich bot ihm an, einen männlichen Kollegen zu holen, der die Aufgabe übernimmt, aber er winkte ab: »Ach, nein. Das ist kein Problem. Ich war bloß nicht darauf vorbereitet. Sie sind schließlich die Ärztin, und auf der Station werden auch viele weitere Frauen sein. Sie werden wohl schon häufiger einen Mann gesehen haben.«

Ein Schmunzeln konnte ich mir beim Anblick seines hochroten Kopfes dennoch nicht verkneifen. Distanz und Distanzlosigkeit, Scham und Schamlosigkeit liegen manchmal nah beieinander. Zwei Wochen später fand ich auf meinem Schreibtisch eine Packung Ferrero Küsschen wieder: »Vielen Dank für die gute Behandlung. Falls Sie mich mal wieder ausziehen möchten: Hier ist meine Handynummer.« Ich musste grinsen. Entschuldigen Sie,

Herr J., dass ich nie zurückgerufen habe. Die Ferrero Küsschen waren wirklich lecker.

Was ich bei all diesen Erlebnissen nicht verstehe, ist, warum wird mir als Frau zunächst die Kompetenz als Ärztin abgesprochen? Bis die Patienten verstanden haben, dass wir Ärztinnen in der Unfallchirurgie vertrauenswürdig sind, dauert es noch lange. Meine männlichen Kollegen lachen immer, wenn sie mich mal wieder dabei erleben, wie ich einem Patienten erklären muss, dass ich seine Knieprothese implantiert habe. »Ja, tatsächlich. Und ja, ich kann das.« Bei ganz penetranten Patienten wähle ich allerdings auch: »Es hat wirklich sehr gut geklappt, auch wenn es das erste Mal für mich war.«

Die Kommentare der männlichen Kollegen lauten meist: »Ach, da stehst du doch drüber.« Interessante Sichtweise. Ich stehe also über der Tatsache, dass meine Brüste ein Thema in Bezug auf meine Kompetenz sind. Allerdings müssen die meisten Männer in meinem Beruf auch nie ihre Kompetenz vor den Patienten unter Beweis stellen.

An eine Situation erinnere ich mich deshalb noch mit großer Schadenfreude. Kollege Oberfeldwebel (»Ach, da stehst du doch drüber«) geriet in genau eine solche Lage.

Frau S. war um drei Uhr nachts gestürzt und zog sich eine Oberschenkelfraktur zu. Kollege Oberfeldwebel und ich hatten in dieser Vierundzwanzig-Stunden-Schicht bereits ein unglaubliches Pensum an Arbeit hinter uns. Als Frau S. um vier Uhr bei uns eintraf, hatte es sich der Kollege gerade auf seinem Stuhl bequem gemacht. Sein Kopf lag auf den Armen auf dem Schreibtisch, er schnarchte sanft. Ich musste ihn also wecken, damit er mit dem Oberarzt in den OP marschierte, während ich die Ambulanz betreute.

Frau S. hingegen war von dem verschlafenen Kollegen überhaupt nicht begeistert. »Wer sind Sie denn? Sind Sie gerade aufgestanden? Ihre Kleidung sieht aus wie ein Schlafanzug, alles ist verknittert. Wann haben Sie sich denn das letzte Mal gekämmt? Und haben Sie kein Wasser hier, um Ihr Gesicht zu waschen? Sagen Sie mal, junge Frau, das soll jetzt der Chirurg sein, der mich operiert? Nein, nein, bringen Sie mir bitte einen richtigen Arzt.« Fassungslosigkeit und Verärgerung waren ihr ins Gesicht geschrieben.

Kollege Oberfeldwebel stand sprachlos daneben und wusste nicht, wie ihm geschieht. Am nächsten Morgen beschwerte er sich bei den Kollegen über diese maßlose Frechheit. Unabhängig davon, dass Frau S. recht hatte (unsere Kasacks in Grün ähneln Schlafanzügen, und nach zwanzig Stunden sieht man öfter aus wie ein Zombie), lachte ich mich halb schief. Betraf die Kompetenzfrage nämlich plötzlich ihn selbst, konnte er nicht mehr so einfach »darüberstehen«.

Auch im Alltag müssen wir Frauen oft unsere Kompetenz unter Beweis stellen. Die Vorstellung, wir hätten nicht die notwendige Muskelkraft für die Orthopädie und Unfallchirurgie, ist nach wie vor weitverbreitet. Zum Beispiel beim Einrenken von Gelenken.

Herr S. kam mit dem Rettungsdienst zu mir in die Notaufnahme. Seit zwei Jahren war er mit seiner künstlichen Hüfte glücklich, er spielte Tennis, ging Ski fahren und hatte einen Halbmarathon absolviert. Beim Krafttraining hatte er sich bei einer tiefen Kniebeuge die Hüfte ausgekugelt. Er sah aus wie ein Kraftpaket. Bereits bei seinem Anblick war mir klar, dass die Reposition (das Wiedereinrenken) kein Kinderspielt wird. Ich rief meinen Oberarzt an, ob ich gleich die Anästhesie dazu holen durfte, um dem Patienten in Vollnarkose ein Muskelrelaxans (ein Mittel, das die Muskeln erschlaffen lässt) verabreichen zu können. Allein unter Analgosedierung (ein kurzer Dämmerschlaf) würde die Reposition sehr wahrscheinlich nicht funktionieren.

Er antwortete mir: »Nein, Frau Müller, da streichen die uns glatt wieder einen Punkt aus dem OP-Saal, wenn Sie jetzt die

Anästhesisten brauchen. Nein, nein, das geht sicherlich ganz gut mit Schmerz und Beruhigungsmittel. Ist ja wohl Ehrensache.«

Auf Hochdeutsch: Der Oberarzt hatte Angst, dass die notwendige Anästhesie dann aus seinem OP-Saal abgezogen wurde und er seine OP stoppen musste, bis die Anästhesie wieder verfügbar war. Die Rettungsdienstcrew sah mich feixend an. Das sollte Frauensache sein! Ich hatte genug.

Ich rief meinen Oberarzt Orthopäde (mit schickem Sportwagen und Tendenz zu rein geplanten operativen Eingriffen) hinzu. Sollte er doch selbst reponieren. Als er Herrn S. erblickte, runzelte er die Stirn. »Wissen Sie, die Hüftreposition ist in reiner Analgosedierung häufig schwierig. Aber ich mache das mal, ist schließlich Männersache!«

Ihm standen die Schweißperlen auf der Stirn, wir zerrten zu dritt an Herrn S., und die Hüfte bewegte sich nicht annähernd in Richtung Hüftgelenkspfanne. Ich sagte: »Wissen Sie, die Hüftreposition in Analgosedierung ist häufig schwierig.« Und rief die Kollegin aus der Anästhesie hinzu. »Wissen Sie«, sagte sie zu Oberarzt Orthopäde, »die Hüftreposition mit den Anästhesisten ist immer möglich.«

Wir Frauen haben oftmals weniger Muskelkraft als die Männer in der Orthopädie und Unfallchirurgie. Ob das ein Nachteil ist? Nein. Oftmals ist es sogar ein großartiger Vorteil. Wir müssen bei allen Manövern die richtige Technik erlernen. Den Weg des kleinstmöglichen Widerstands herausfinden. Dann geht jede Reposition spielend leicht. Man lernt es nur durch Probieren oder von Ärzten, die sich besonders um die Lehre bemühen. Viele männliche Kollegen setzen sich einfach nie mit der richtigen Technik auseinander. Sie haben genug Muskelkraft, das Gelenk auch entgegen seinem ursprünglichen Weg wieder in die richtige Position zu zerren. Das kann Schäden an Weichteilen, Sehnen und Nerven hervorrufen.

Wenn ich männlichen Kollegen die Tatsache mit der richtigen Technik zu erläutern versuche, misslingt mir das häufig. Für eine Reposition braucht es häufig zwei oder drei Ärzte. Wenn sich ein Gelenk nicht einrenken lassen sollte, ist entweder die Technik falsch, oder es geht einfach nicht ohne OP, weil zum Beispiel die Weichteile eingeschlagen sind.

Natürlich gehen manche Dinge mit körperlicher Kraft besser. Ob das zwingend sein muss, ist eine andere Frage. Ich erinnere mich daran, wie ein seit Jahren eingewachsener Marknagel (ein Nagel innerhalb eines Knochens) aus einem Unterschenkelknochen entfernt werden sollte. Die Operation mutierte zu einer Wiederholung der Sage um König Artus und Excalibur. Jeder wollte mutig als Erster den Nagel entfernen. Schlussendlich dauerte das Ganze fast vier Stunden, acht Ärzte waren verschlissen und drei Operationen waren ausgefallen. Manche Sachen sollte man einfach besser lassen.

Übrigens gelangen viele Chirurgen mit zunehmendem Alter zu selbigen Erkenntnissen. Oberarzt Graubart zum Beispiel holt sich bereits nach dem ersten misslungenen Versuch der Reposition Unterstützung. Er möchte das Beste für seine Patienten. Sich beweisen zu müssen, liegt ihm fern. Außerdem schätzt er die Arbeit mit uns Frauen in der Abteilung.

In der Frakturversorgung ist es ähnlich. Natürlich kann man mit brachialer Gewalt an einem Oberschenkel herumzerren, bis die Knochenstücke aufeinanderliegen. Meist ist dann aber irgendwo ein weiteres Knochenstück abgesprungen. Muss man sich die mechanischen Gegebenheiten überlegen, weil man nicht genug Kraft dafür hat, beugt man vielleicht einfach das Knie und die Frakturenden stellen sich automatisch ein. Ohne weitere Verletzungen.

Bei meinen vielen Versuchen mache ich immer wieder neue fantastische Entdeckungen, wie man noch schonender arbeiten kann. Diese Erfahrungen versuche ich, anderen Kollegen weiterzuvermitteln. Allerdings gelange ich hiermit häufig an die Grenze meiner zugegebenermaßen ausbaufähigen Geduld. Viele Männer wählen gerade deshalb die Unfallchirurgie, weil sie sich beweisen wollen. Die handwerkliche Arbeit macht ungemein Spaß und befriedigt die Sucht nach Bestätigung.

Ein Paradebeispiel dafür bietet das Legen von Thoraxdrainagen. Das sind Schläuche, die in den Bereich zwischen Brustkorb und Lunge gelegt werden, wenn sich in diesem Spalt fälschlicherweise Luft oder Blut befindet. Das kann zum Beispiel bei Verletzungen traumatisch geschehen, aber auch spontan ohne Gewalteinwirkung. Dazu muss der behandelnde Arzt die Haut und Weichteilschicht durchtrennen und zwischen den Rippen hindurch den Schlauch richtig im Brustkorb positionieren (keine Angst, man bekommt eine örtliche Betäubung und auf Wunsch auch einen kurzen Dämmerschlaf). Die meisten Anfänger wenden dabei Gewalt an – und einige scharfe Gegenstände. Leider musste ich danach schon häufiger lebensgefährliche Komplikationen behandeln. Entschließt man sich bei diesem Verfahren aber zum Weg des geringsten Widerstands, geht das meist sanft vonstatten. Aber es zerstört das eigene Bild von den messerwedelnden Chirurgen. Sie können sich freuen, wenn Sie von einer Unfallchirurgin behandelt werden. Es tut weniger weh.

Hilfebedürftig ist man also als Frau in der Unfallchirurgie sicherlich nicht. Außer man hat es mit Herrn A. zu tun. Aber bei ihm hat es wohl jede Frau nicht besonders einfach.

Für meinen Chef und die Verwaltung war es übrigens eine grandiose Sache, mehr Frauen in der Abteilung zu haben. Wir drei Frauen wurden bei den Abteilungsfotos neben den Oberärzten platziert und zu sämtlichen Abendveranstaltungen eingeladen. Einige meiner männlichen Kollegen empfanden das als Vorteil. Natürlich hätten wir diese Vorzüge eben deshalb, weil wir noch verborgene Fähigkeiten besäßen. Zu solchen Sätzen gab es noch obszöne Gesten, die mir vermitteln sollten, dass ich mir meinen beruflichen Erfolg mit Sex erkaufte. Auf abendlichen Veranstaltungen mit Oberärzten und Chefärzten zu sitzen, Sektgläser lächelnd in der Hand zu halten und über die folgenden Kongress– oder Seminartage zu reden ist nicht wirklich entspannend. Und wir Frauen fielen auch nur deshalb auf, da der Hauptteil der Teilnehmer selbstverständlich Männer waren. Mit der Zeit lernt man, mit anzüglichen Kommentaren umzugehen, sie nicht persönlich zu nehmen und entsprechende Antworten zu geben. »Oh wow, zum Vortrag kommst du im Kleid? Klasse! Du weißt aber wirklich, wie man den Chef beeindrucken kann« beantwortete ich zum Beispiel mit: »Ja. Mein Vortrag allein reicht da wohl nicht, oder?« Überwindet man einmal diese Voreingenommenheit können diese Veranstaltungen tatsächlich zu sinnvollen und unterhaltsamen Abenden werden.

Nach meinem Arbeitsbeginn wurde ich sehr schnell an Vorträge bei Fortbildungen oder Seminaren herangeführt. Wie wichtig dafür war, dass ich meine Sache gut machte, kann ich nicht beurteilen. Mein Chefarzt hatte durchaus Freude daran, die Ärztinnen seiner Abteilung zu fördern. Wir waren engagiert, verantwortungsbewusst, übernahmen die Aufgaben zuverlässig. Dieselbe Förderung erhielten engagierte Kollegen (zumindest hatte ich den Eindruck, dass dies der Fall war). Aber trotzdem musste ich mich häufig dafür rechtfertigen. Ob ein Anteil der Förderung dadurch bedingt war, dass er sich als Chefarzt mit kompetenten, hübschen Ärztinnen schmücken wollte, kann ich nicht beurteilen. Das müsste ich ihn tatsächlich einmal fragen.

Einen wirklichen Vorteil meiner Brüste, erlebte ich in meiner Weiterbildung aber anderweitig. Stand ich mit einem meiner Oberärzte im OP-Saal, erklärte er mir meist bereitwillig und gerne alle Schritte und ging auf Nachfragen ein. Stand ein weiterer ärztlicher

Kollege mit am Tisch und stellte dieselben Fragen, war das oft anders. Natürlich gibt es Begabungen, Interessen und persönliche Sympathien, aber überaus häufig erlebte ich es doch, dass sich die Oberärzte einigen männlichen Kollegen gegenüber reserviert verhielten.

Selten hatte ich das Gefühl, als mögliche Konkurrentin wahrgenommen zu werden. In meiner Weiterbildung wurde ich außerordentlich häufig bei schwierigen Operationen als Assistenz eingesetzt. Es schien fast so, dass es den Oberärzten angenehmer war, von einer Frau unterstützt zu werden als von einem Mann. Schnell lernte ich, dass es bei diesen Eingriffen hauptsächlich darauf ankam, Mut zu machen und lobend zu unterstützen. Und nein, damit meine ich natürlich keine Arschkriecherei, sondern in brenzligen Situationen die Ruhe zu bewahren und dem Oberarzt gut zuzusprechen. Außerdem konnte ich mit zunehmendem Alter mehrere Dinge gleichzeitig tun.

Bei männlichen Weiterbildungsassistenten hingegen, wurden durchaus schneller die Grenzen abgesteckt. Befand ich mich mit zwei männlichen Ärzten am OP-Tisch, geriet ich schnell in eine Art Hahnenkampf. In diesen Situationen wünschte ich mir tatsächlich häufig eine Komplikation, sodass alle wieder gezwungen waren, zusammenzuarbeiten, anstatt sich gegenseitig zu beweisen, wer besser operieren konnte.

Vielleicht lag die Förderung meiner Weiterbildung aber auch an meinem Kuchenback-Talent. In der Orthopädie und Unfallchirurgie ist es in vielen Häusern üblich, nach dem ersten eigenen Eingriff einen Kuchen oder etwas zu essen mitzubringen. Das lässt sich beliebig erweitern. Es gibt die generell erste Operation als Operateurin. Es gibt aber auch die erste Hüfte, das erste Knie, das erste Handgelenk und so weiter. Wir haben sehr, sehr viele Knochen und sehr, sehr viele unterschiedliche Eingriffe.

In einem Beruf zu arbeiten, bei dem man hauptsächlich mit

männlichen Kollegen zu tun hat, hat seine Vor- und Nachteile. Abgesehen davon, dass man sich häufig gegenüber den Patienten erklären und sexistische Sprüche ignorieren muss, ist das Hauptproblem der Mangel an weiblichen Vorbildern. Seinen Weg als Ärztin in der Orthopädie und Unfallchirurgie zu finden, seine Kompetenzen einzusetzen und daran zu wachsen, ist nicht immer einfach. Gäbe es mehr Frauen in diesen Positionen, hätte ich mir vielleicht Verhaltensweisen abschauen können.

Als Unfallchirurgin werde ich immer wieder in die Situation geraten, von einem betrunkenen Patienten, den ich behandeln muss, angegrabscht zu werden. Ich habe gelernt, demjenigen auf die Finger zu schlagen und mich lauthals zu wehren. Ärzte nehmen immer eine Gesundheits- und Krankenpflegerin mit in ihre Behandlungsräume. So haben sie einen Zeugen, wenn sie sich dem Vorwurf der sexuellen Belästigung gegenübersehen. Ärztinnen nehmen jemanden mit, um selbst nicht belästigt zu werden.

Die Frage nach der Kompetenz ist nicht an das Geschlecht gebunden. Sich zu behaupten und selbstbewusst aufzutreten, ist in meiner Fachrichtung nicht ganz einfach. Vielleicht ist das aber auch gar nicht notwendig.

Ich führte zu diesem Thema einmal eine Onlinebefragung in einem Social-Media-Kanal durch. Ich fragte 160 Teilnehmer*innen auf Twitter, ob sie sich sicherer fühlten, von einem Mann oder von einer Frau operiert zu werden. Neun Prozent wollten sich von Frauen, sieben Prozent von Männern operieren lassen, 84 Prozent war es einfach egal.

Bis heute liebe ich das Spiel mit den Stereotypen und habe gelernt, mich und meine Brüste nicht mehr so wichtig zu nehmen. Sollte es doch einmal zum Thema werden, habe ich selbstbewusst meist die Lacher auf meiner Seite.

3 Ohne Schweiß kein Preis

Vier Monate nach Arbeitsanfang lief ich zum ersten Mal vor Erschöpfung weinend durch die Krankenhausflure. Die Klinikkleidung klebte mir am Körper, und ich stank nach Schweiß. Längst war ich fester Bestandteil der Abteilung.

Es war 20 Uhr 45. Ich wusste nicht mehr, wo mir der Kopf stand. Ich hatte die ganze Woche über vierzig Patienten auf der Normalstation (sprich eine Station ohne erhöhten Versorgungsbedarf wie beispielsweise eine Intensivstation) zu versorgen und war den ganzen Tag nur gerannt.

Die meisten unserer Patienten waren steinalt und schon schwer krank, bevor sie bei uns in der Unfallchirurgie gelandet waren. Bei alten kranken Patienten ist die Nierenfunktion meist eingeschränkt. Diabetes, Bluthochdruck, Herzrhythmusstörungen, Leberinsuffizienz, eine nicht bekannte, nicht diagnostizierte Demenz. All diese Krankheitsbilder schwächen den Körper. Kommt eine dringende operative Versorgung hinzu, eine Narkose und die notwendige vorübergehende Nahrungs- und Flüssigkeitskarenz, wird die Nierenleistung noch schlechter. Durch die zusätzliche Belastung einer akuten Verletzung, wie zum Beispiel eines Oberschenkelhalsbruchs, verschlechtern sich viele dieser Erkrankungen oder treten gar erst in Erscheinung. Die Reserven fehlen, und der ohnehin schon geschwächte Körper kommt mit den zusätzlichen Belastungen schwer klar. Daher fühlen sich die meisten älteren, kranken Patienten an wie Bomben, deren Lunte gerade eben gezündet wurde. Die Lunge ächzt, das Wasser sammelt sich in den Beinen und nicht in den Gefäßen, und nässende Wunden heilen nicht.

Keiner dieser Fälle duldet auch nur einen Tag Aufschub.

Dementsprechend waren an diesem Tag zwei meiner Patienten auf der Intensivstation gelandet, eine Patientin war nach erfolgloser Reanimation verstorben. Sechs Entlassungen, sechs Neuaufnahmen. Aufklärungen, Angehörigengespräche, Vorbereitungen für die OPs am Folgetag. Dazwischen musste ich für zwei Operationen in den Saal und Haken halten (die erste Assistenz in einer Operation hält die notwendigen Haken, mit denen man die Haut und Weichteilgewebe auf der Seite hält, damit der Operateur besser die eigentlich zu operierende Struktur erkennen kann. Man saugt Blut ab, damit die Sicht besser wird, stillt Blutungen, knüpft Knoten und näht Wunden für den operierenden Arzt), weil ein Oberarzt erkrankt war, der sich darum hätte eigentlich kümmern sollen. Außerdem waren zwei Ärzte in Weiterbildung krank zu Hause.

Einziger Ansprechpartner für Schwestern, Patienten und Angehörige an diesem Tag: ich. Eine unerfahrene junge Assistenzärztin, die gerade einmal vier Monate auf der Station arbeitete – überhaupt erst vier Monate richtig im Krankenhaus arbeitete. Alles, was ich zu erledigen hatte, hatte Priorität, nichts konnte warten. Keine Zeit für nichts. Den lieben langen Tag rannte ich schweißgebadet über die Station.

Zusätzlich sollte ich ab dem darauffolgenden Tag ebenfalls für die Privatstation zuständig sein. Also musste ich abends nach dem Ende meiner normalen Schicht mit dem Chef auch dort noch zur Visite, um alle Privatpatienten für die nächste Woche kennenzulernen. Die eine Hälfte der Privaten kannte ich leider nur zu gut. Ihnen gefiel es anscheinend bei uns auf Station. Die andere Hälfte der Patienten waren ebenfalls kranke Alte – noch mehr tickende Zeitbomben also.

Außerdem musste ich am nächsten Tag einen Vortrag zur Fortbildung für meine Kollegen halten. Fünfundvierzig Minuten lang. Dafür hatte ich aber erst zwei Powerpoint-Folien fertig gemacht.

Auf einmal stand eine Schwester im Arztzimmer und gab mir Bescheid, dass ich dringend in die Notaufnahme kommen sollte. Mein Diensttelefon war aus, weil ich ja eigentlich keinen Dienst mehr hatte und nur noch unerledigte Aufgaben abarbeitete. Jemand musste sich wirklich bemüht haben, mich zu finden. Ich fragte, um was es ging. Schulterzucken. »Die Schwester sagte, du sollst dich beeilen.«

Also marschierte ich in Richtung Notaufnahme, vier lange Flure, drei Treppen, zehn Minuten im Dauerlauf. Ich konnte einfach nicht mehr. Als meine Wangen nass wurden, verlangsamte ich meine Schritte. Tränen. Ich hasste es. Aber es tat so gut.

Ich wischte mir da Gesicht ab, putze die Nase und öffnete die Türe zur Notaufnahme. Eine unbekannte Frau kam auf mich zu.

»Ich bin Frau E., Sie haben mich letzten Monat in einer Mittwochnacht zusammengeflickt. Wissen Sie noch? Ich war gestürzt und mein ganzes Gesicht, Arme, Hände, Beine, Knie – alles offen. Es war schon sehr spät, Sie hatten so viele Patienten hier. Aber Sie haben sich trotzdem toll um mich gekümmert. Alle Wunden so sauber genäht. Sehen Sie? Man erkennt nicht einmal mehr die Narben im Gesicht. Und Sie haben mich beruhigt, waren so herzlich und haben alles organisiert. Ich bin Ihnen wirklich dankbar dafür. Vielen Dank!«

Sie hielt mir einen Korb entgegen: selbst gebackene Brötchen, Kekse, Getränke, eine Karte, Schokolade und Obst.

Ich musste schlucken. Sonst wären aus Tränen der Erschöpfung und Wut Tränen der Rührung geworden. »Vielen Dank, Frau E., Sie sind heute meine Rettung.« Sie winkte ab und verabschiedete sich.

Als ich mich umdrehte, stand hinter mir mein Chef. Ich sagte müde, aber mit fester Stimme: »Die Fortbildung muss morgen leider ausfallen. Aufgrund der dünnen Personaldecke ist es aktuell wohl nicht besonders sinnvoll. Ich werde das dann nächste Woche nachholen.«

Er nickte. »Einverstanden.«

Ich nahm den Korb und ging nach Hause.

Ich war erleichtert. Mir einzugestehen, dass ich nicht alles schaffen konnte, war nicht einfach, aber notwendig. Den Chefarzt um eine Woche Aufschub zu bitten, war in diesem Moment die einzige Möglichkeit. Dass er einverstanden war, bedeutete, dass auch er die Überlastung sah und keinen zusätzlichen Druck aufbauen wollte. Dafür war ich dankbar.

Durchschnittlich war ich achtmal im Monat für einen Vierundzwanzig-Stunden-Dienst eingeteilt. Meine Wochenarbeitszeit drehte sich in einer Spirale nach oben. An normalen Arbeitstagen begann mein Dienst auf Station um sieben Uhr. An guten Tagen endete er elf bis zwölf Stunden später. Meine durchschnittliche Wochenarbeitszeit lag bei sechzig bis siebzig Wochenstunden. Je nach Dienstbelastung pendelte sie zwischen fünfzig und hundert Wochenstunden. Wie das arbeitsrechtlich möglich ist? Mit der sogenannten Opt-out-Regelung können die Vorgaben des Arbeitszeitgesetzes umgangen werden. Wer diese Regelung unterschreibt, »darf« mehr als die gesetzlich festgelegte Höchstgrenze von acht Stunden pro Werktag und maximal achtundvierzig Stunden pro Woche arbeiten. Als ich anfing zu arbeiten, gehörte die Bereitschaftszeit noch nicht zur Arbeitszeit, das ist erst seit 2017 so. Damals war der Dienst sogenannte Ruhezeit. Von 21 Uhr an bis zum Dienstbeginn der Frühschicht am nächsten Morgen um sieben Uhr, war mein Vierundzwanzig-Stunden-Dienst eine Dienstbereitschaft. Sollte ein Notfall eintreten, musste ich arbeiten, ansonsten ruhte ich (räusper). In meiner ersten Klinik waren wir zwei Ärzte in der sogenannten Dienstbereitschaft. In guten Diensten war es uns sogar möglich, jeweils für zwei Stunden zu schlafen. Zumeist arbeiteten wir die vierundzwanzig Stunden einfach durch. Es war eine zwingende Voraussetzung für die Aufrechterhaltung des Krankenhausbetriebs.

Grundsätzlich ist es jedem Arbeitnehmer freigestellt, diese Regelung zu unterschreiben. In meinem Fall hing sie dem normalen Arbeitsvertrag einfach an. Ohne Unterschrift der Opt-out-Regelung wurde ich nicht angestellt. Innerhalb der ersten Monate im Job machte ich mir darüber überhaupt keine Gedanken, es war eben so. Ein einziger Arzt in der Abteilung für Allgemeinchirurgie kündigte seinen Opt-out-Vertrag. Sein Arbeitsvertrag (viele unserer Arbeitsverträge sind befristet auf ein oder zwei Jahre) wurde nicht verlängert.

Sechs Monate nach meinem Arbeitsbeginn ließen sich die Zweifel nicht mehr ignorieren. Würde es nach den ersten Monaten besser werden? Reichte das »Danke« einer Patientin als Anerkennung? An mir klebte alles, ich stellte mich unter die Dusche und versuchte, meine Bedenken wegzuwaschen.

Die erfahrenen Kollegen schafften es, bereits ein oder zwei Stunden früher zu gehen. Es ist ganz normal, dass man als Arbeitsanfängerin für alles mehr Zeit braucht. Du musst dich einlesen, nachfragen, Zuständigkeiten überprüfen. Für viele Notfälle braucht es ein Handling. Du überdenkst alles und möchtest auf Nummer sicher gehen, keinen Fehler machen. Aber selbst mit Erfahrung bleibt die Arbeitsbelastung groß. Fortbildung, Weiterbildung, Lesen in Zeitschriften und Fachbüchern, um auf dem aktuellen Stand zu bleiben – das alles zählt nicht zur Arbeitszeit. Auch für die Vorbereitung von Präsentationen oder Vorträgen bleibt nur die Freizeit. Meine ersten Weiterbildungen zur Ultraschalldiagnostik und Traumaversorgung absolvierte ich wie alle anderen nach einem Vierundzwanzig-Stunden-Dienst an meinem freien Wochenende. Zum Glück gibt es auf den meisten Fortbildungen für Ärzte literweise Kaffee und Untersuchungsliegen. Dort dürfen die Müdesten unter den Müden zumindest die Pausen schlafend verbringen.

In den nächsten Wochen war ich auf Privatstation häufig bei den Operationen des Chefarztes dabei. Endlich wusste ich wieder, warum ich all diese Belastung auf mich nahm. In die Welt der grünen (oder blauen, das hängt von der Klinik ab) OP-Kasacks zu schlüpfen, ist pure Freude: Ich konnte den Stationsalltag hinter mir lassen, den unglaublich hohen Anforderungen mancher Patienten entkommen und musste nicht stundenlang vor dem PC sitzen, tausend Dokumente ausfüllen und Briefe schreiben. Die Teekanne auf dem Tisch soll bitte grün statt silbern sein, *Die Zeit* muss bitte gegen die *Frankfurter Allgemeine* ausgewechselt werden, wo ist bitte das Faxgerät? Nichts davon gehörte zu meinen Aufgaben, aber einige Patienten sahen das anders.

Der Chefarzt war überaus gewillt, mich weiterzubilden, er zeigte mir Tricks und Kniffe bei all seinen Operationen. Ich lernte, richtig zu assistieren, prägte mir die OP-Abläufe ein. Vielleicht hatte der Chef übersehen, dass ich erst seit einigen Monaten dabei war (Neulinge werden eigentlich eher abgestellt) oder er versuchte absichtlich, mich zu pushen. Während der Operationen befragte er mich zu den OP-Verfahren, zu Zugängen, alternativen Behandlungsmöglichkeiten. Ich musste mich also umfassend auf alle OPs vorbereiten. Unvorbereitete Assistenten in einer OP müssen einiges aushalten – fliegenden OP-Bestecke und schreienden Chefs erlebte ich zwar selten, aber du brauchst ein dickes Fell und Hornhaut an den Fingern.

Heute weiß ich seine Weiterbildung zu schätzen. Dieses Vorgehen ist nicht in jedem Haus üblich und natürlich auch nicht bei jedem Oberarzt. »Haken und Fresse halten« ist nach wie vor ein weitverbreitetes Weiterbildungskonzept. Oberarzt Superwichtig war zum Beispiel ein Verfechter dieser Strategie. Am besten hielten wir uns bei ihm im Hintergrund, brachten unsere Finger vor spitzen Gegenständen in Sicherheit und stellten keine Fragen. Zurechtweisende Schläge mit OP-Besteck waren bei ihm an der Tagesordnung, um seinem Ärger bei falsch laufenden Operationen Luft zu verschaffen – schlecht vorbereitete Assistenten waren dabei immer sofort die Schuldigen. Er nuschelte schrecklich, sodass es immer zu Fehlern kam. Selten durfte einer von den Assistenten unter seiner Anleitung selbst operieren, was meist nach dem Zugang zum OP-Gebiet (sprich, den Bauch öffnen oder Ähnliches. Nach dem Schnitt in die Haut und der Präparation zum Knochenbruch endet die selbständige OP.) endete. Kollege Oberfeldwebel brachte es tatsächlich einmal bis zur ersten Reposition einer Handgelenksfraktur, bevor der Oberarzt übernahm. Kollege McSexy wagte es sogar, erneut nach dem OP- Besteck zu verlangen, um selbst weiterzuoperieren. Dies bescherte ihm einen Verweis aus dem OP-Saal und einige zusätzliche Arbeitsaufgaben. Die Oberärzte korrigierten unter anderem die Entlassungsbriefe der Assistenten. Diese mussten entsprechend verbessert und erneut versandt werden. Die Aktenstapel bei McSexy waren zu dieser Zeit turmhoch.

Als Privatassistentin des Chefarztes hingegen operierte ich alle OPs mit ihm. Ihm zuzusehen war die beste Lehre. Er korrigierte, forderte, ließ mich zu gegebener Zeit mit einer Problematik allein, um zu sehen, wie weit ich selbst kam, und schritt erst ein, wenn ich um Hilfe bat oder eine drastische Verzögerung des OP-Programms abzusehen war. War ich nicht ausreichend vorbereitet, ermahnte er mich enttäuscht und mit väterlicher Strenge. Es war nervenaufreibend, der Schweiß floss in Strömen. Ich lernte so viel auf einmal wie noch nie.

War der Chefarzt verhindert, sprang sein Vertreter Oberarzt Super ein. Ein gewissenhafter, strategischer, organisierter Operateur, der mir beibrachte, bei jeder Operation einen Plan A, B und C zu haben. Konnte ich vor der OP nicht mindestens zwei Alternativvorschläge nennen, ersetzte er mich durch einen anderen Assistenten. Das sind traumhafte Ausbildungsbedingungen – im Vergleich zu »Haken und Fresse halten« –, wenn auch sehr anstrengende. Leider konnte ich nicht immer alle Anforderungen erfüllen, da mich irgendeine Patientin mal wieder darum bat, das Fenster zu schließen, die Angehörigen eine andere Blumenvase wollten oder ein Patient seinen Entlassbrief buchstabiert haben musste.

Der Alltag als Ärztin für die Privatpatienten mit dem Chefarzt ist eine unglaubliche Herausforderung. Nein, es gibt keine nächtlichen Pyjama- oder Tupperpartys, kein Abhängen mit Freunden zum Genießen des Bezahlfernsehens! Pünktlich morgens um sieben Uhr zu kommen, wurde zur Utopie. Um sieben war Visite. Bis dahin musste alles vollständig vorbereitet sein. Zeitnahes Gehen am Abend: absolut unvorstellbar. Da ich den ganzen Tag im OP-Saal gestanden hatte, musste ich alle organisatorischen Angelegenheiten zwischen den Operationen abarbeiten oder eben am Abend nach meinem Dienst.

Die Privatstation war leider am weitesten vom OP entfernt (schließlich müssen die Privatpatienten auch kurz unterhalb des Himmels mit ausreichend Weitblick untergebracht werden). In diesen Monaten rannte ich nur im Stechschritt durch die Flure. Unter den Bleischürzen im OP war es warm, unter dem fordernden Blick des Chefs heiß. Nach den alltäglichen Sprints hatte ich meist fünfzehn Kilometer Wegstrecke zurückgelegt und an allen erdenklichen Stellen Deospray aufgesprüht.

Am Abend folgte eine zweite Visitenrunde (glauben Sie mir,

ein Chefarzt der Orthopädie und Unfallchirurgie ist wirklich jeden Abend sehr lange in der Klinik. Außer freitags vielleicht. Und montags. Da ist er – in seltenen Fällen auch mal sie – auf Kongressen, Lehrveranstaltungen, unterrichtet, prüft Ärzte zum Facharzt, organisiert Seminare, schreibt an Veröffentlichungen, sitzt in Verwaltungssitzungen und bei Rechtsanwälten, formuliert Anträge, seine Oberärzte zu entlassen oder zu behalten oder den Chef einer anderen Abteilung vom Thron zu stoßen …). Die abendlichen Anordnungen des Chefarztes mussten wir im Anschluss umsetzen, dann folgte die Vorbereitung auf den nächsten Tag.

Ich zog in ein nahe gelegenes Appartement, um einen möglichst kurzen Arbeitsweg zu haben. Unabhängig von der Tatsache, dass sich eine eigene Wohnung eigentlich gar nicht lohnte, sparte ich mir so einige abgefahrene Seitenspiegel und Punkte in Flensburg (nach einem Vierundzwanzig-Stunden-Dienst fährt man Auto wie mit einer Promille Alkohol). Die Zeit als Privatassistentin hatte einen großen Vorteil (na ja, auch den, dass ich keinen extra Sport machen musste): Maximal vier Vierundzwanzig-Stunden-Dienste im Monat. Schließlich sollte ich konstant Ansprechpartner des Chefs sein. Leider hatte ich trotzdem nicht weniger zu tun: Zu den sowieso schon überaus arbeitsintensiven Visiten und Patienten mit noch arbeitsintensiveren Angehörigen gesellten sich zahlreiche Zusatzaufgaben.

Aus zwölf Stunden wurden mindestens fünfzehn Stunden täglich. Trotz Sekretärin kann so ein Chef nämlich ziemlich wenig behalten. Die Informationsflut für einen Arzt in dieser Position muss unglaublich sein. Anders kann ich mir die sagenhafte Zerstreutheit nicht erklären. Meist wusste er abends bei der Visite nicht mehr genau, was er am Vormittag mit den Patienten ausgemacht hatte. So konnte es sein, dass er einen bereits vorgefertigten Plan innerhalb einer Sekunde umwarf, und ich wieder von vorne anfangen musste. Neuer Entlassungstermin, neuer Heimplatz,

Rehatermin ändern, Angehörige informieren, Arztbriefe fertigstellen und sofortige Unterbringungsmöglichkeiten suchen. Nach einer Chefarztvisite musste ich umgehend Tränen trocknen und Beruhigungstabletten verteilen – nein, selbst habe ich nie eine genommen. Die Anzahl meiner Kaffeetassen erhöhte sich im Literbereich, und mein Arztzimmer, das ich mir mit den Kollegen der anderen Fachabteilungen teilte, wurde mein zweites Zuhause.

Ob das für meinen Chef auch galt? Immer, wenn ich in seinem Büro saß, suchte ich nach einer Klappcouch oder einem Schrankbett. Hatte er eine Luftmatratze hinter der Tür, oder schlief er gar im Sitzen an seinem Schreibtisch? Wenn ich um zehn oder elf Uhr abends nach Hause marschierte, brannte meist noch Licht in seinem Büro und morgens um sechs Uhr dreißig schon wieder. Wahrscheinlich hatte er sich über die vielen Jahre im Krankenhaus einfach einen konsequenten Vier-Stunden-Schlaf antrainiert oder eine ausgeprägte Schlafstörung.

Nachdem ich mein Leben nun hauptsächlich auf die Krankenhausflure verlagert hatte, wurden die Kollegen mein soziales Umfeld. Wir saßen nach Dienstschluss im Arztzimmer und besprachen bei einem Bier den Aufbau von Vortragspostern oder sammelten interessante Patientenfälle ein, die man publizieren konnte. Na ja. Zusammen ist eigentlich übertrieben. Eigentlich versuchte ich, mit den anderen zusammenzuarbeiten, und die meisten anderen versuchten, alleine zu arbeiten und ihre Informationen unter keinen Umständen zu teilen.

Als Erster mit einer wichtigen Information an den Chef heranzutreten, zählte immer noch mehr als gelungene Zusammenarbeit. Derjenige wurde zu einer OP eingeteilt, ein Dienstwunsch wurde erfüllt, oder du durftest einmal an Arbeitstagen zu einer Fortbildung fahren.

Grundsätzlich ist es in den sechs Jahren der Weiterbildung für Ärzte so, dass wir neben der zeitlichen Komponente (sechs Jahre in Vollzeit) auch einen Katalog an Fertigkeiten abarbeiten beziehungsweise erlernen müssen. In einem speziellen OP-Katalog steht die Anzahl der Operationen, die wir innerhalb dieser sechs Jahre als Operateur durchgeführt haben müssen. Es passiert häufig, dass Ärzte erst sehr viel später ihre Prüfung zum Facharzt ablegen können, weil ihnen noch Operationen fehlen. Da uns aber erst der Facharzttitel dazu befähigt, selbstverantwortlich zu arbeiten, uns niederzulassen oder für eine Oberarztstelle zu bewerben und natürlich auch mehr Geld zu verdienen, sind wir Ärzte in Weiterbildung auf diese Operationen angewiesen.

Bis zum Zeitpunkt der Facharztprüfung stehen also alle Ärzte in Weiterbildung in einer demütigen Bittstellung vor ihren Oberärzten und Chefärzten, die darüber entscheiden, wie schnell du dich aus diesem Abhängigkeitsverhältnis befreien kannst. Es ist ein großartiges System für Arschkriecher. Allerdings generiert es auch einen großartigen, implosionsgefährdeten Kessel der Aggression, der einem ab und an nach vierundzwanzig Stunden um die Ohren fliegen kann (ich erzähle Ihnen von diesen großartigen Erlebnissen mehr in Kapitel sechs, bleiben Sie dran).

Mit den Monaten lernte ich die Kollegen und Oberärzte immer besser kennen, wusste, wem ich vertrauen konnte und wer mich nur für sein eigenes Fortkommen benutzen wollte. Die Ellenbogenmentalität zu durchschauen, ist oftmals gar nicht so einfach. Unter männlichen Kollegen heißt diese Art der Interaktion natürlich netzwerken und wird mit einem Lächeln im Gesicht vollzogen. Spitz bleiben die Unterhaltungen trotzdem.

Viele der Kollegen spielten nicht mit offenen Karten. Kollege Oberfeldwebel versprach, mich für einen OP-Punkt (also eine Operation, im Kliniksprech heißt es Punkt) anzurufen, um dann doch Kollegin Schönauge Bescheid zu geben. Rein zufällig hatte diese am darauffolgenden Tag die Präsentation in der Morgenbesprechung übernommen oder freiwillig die Chefarztvisite vorbereitete.

Kollege Superman wurde aufgrund seiner Warmherzigkeit eigentlich immer auf die Ersatzbank gestellt – er ist mittlerweile Anästhesist. Unter der Deckung von Oberarzt Super arbeitete ich mich schleichend von der Abwehr ins Mittelfeld vor.

McSexy war eigentlich noch der angenehmste Spieler im Feld. Er verneinte oder zuckte die Achseln, wenn es darum ging, notwendige Stationsarbeit zu teilen, und hinterließ grundsätzlich ein unerledigtes Chaos an Papierkram. Immerhin wusste man bei ihm, woran man war.

McDreamy hingegen war mit Vorsicht zu genießen. Ein Arzt mit breitem Lächeln und Notarztjacke über den Schultern, der mit absoluter Sicherheit immer zuerst ans Ziel kam. Seine Zielstrebigkeit und sein Ehrgeiz waren beeindruckend, seine Aura glich einem TV-Arzt aus der Schwarzwaldklinik, die Omas lagen ihm zu Füßen. Als Kollegin jedoch hatte ich nichts zu lachen. Denn meistens hielt er sich nicht an Abmachungen oder klaute sich Patientenfälle, die er dem Chefarzt persönlich vorstellte. Mehr als einmal wurde ich plötzlich vom OP-Programm gestrichen, weil sich McDreamy bereits eingeschlichen und den Oberarzt mittels netter Anekdoten davon abgelenkt hatte, dass eigentlich ich dafür eingeteilt war.

Die morgendlichen Besprechungen waren grundsätzlich die Bühne für dieses Theater. Die vielen Intrigen gehörten einfach dazu. Wer sich pausenlos darüber aufregte, musste das Fachgebiet wechseln. Ohnehin war man doch irgendwie aufeinander angewiesen. Gerade wir jüngeren Ärzte in Weiterbildung waren stets bemüht, ältere Ärzte in Weiterbildung zu finden, die uns unter ihre Fittiche nahmen, um uns Sachen beizubringen.

In der Weiterbildung zum Facharzt gibt es in der Unfallchirurgie ein Ausbildungsprinzip: »see one, do one, teach one« (einmal zuschauen, einmal ausführen, einmal beibringen). Leider musste »see one« oft genug ausfallen, weil keiner da war. Dann musste ein

YouTube-Video (ja, wirklich, es gibt tatsächlich ganz gute) oder das Lehrbuch herhalten. Hattest du also mal einen Arzt gefunden, der dir die richtige Technik der Schulterreposition (das Wiedereinrenken einer ausgekugelten Schulter) beibrachte oder dich in den Schockraum (dorthin kommen Unfallpatienten mit schweren, potenziell lebensgefährlichen Verletzungen) dazuholte, warst du natürlich sehr dankbar. Unser Beruf ist in vielen Bereichen ein reines Handwerk. Die Vorgehensweisen lernst du genauso wenig per Buch wie ein Metzger das Filetieren ohne Messer.

Die Zeit auf der Privatstation begann sich zu rentierten. Der Schweiß trocknete. Oberarzt Super rief mich immer häufiger zu interessanten Patientenfällen hinzu. Der Chefarzt gab mir nach den sechs Monaten als Privatassistentin drei Wochen am Stück frei. Die Zeit verbrachte ich mal wieder am anderen Ende der Welt, um dieses Mal nass geschwitzt dank der hohen Luftfeuchtigkeit an einer Lebensmittelvergiftung zu erkranken. Aber die sagenhafte Aussicht auf das Tadsch Mahal vergesse ich nie wieder.

Nach meiner Rückkehr aus dem Urlaub wurde ich eine Jägerin interessanter medizinischer Fälle. Am Anfang faszinierte mich jede Verletzung. Jede Fraktur teilte ich in die bestehenden Klassifikationssysteme ein und versuchte die beste OP-Methode herauszufinden. Die Oberärzte korrigierten mich entsprechend, waren aber meist zufrieden mit meiner Eigeninitiative. So erhöhte sich für mich die Wahrscheinlichkeit, mit in die OP eingeteilt zu werden.

Die Klassifikationssysteme in der Unfallchirurgie sind unglaublich facettenreich. Hältst du dich an eine, kannst du davon ausgehen, dass der Oberarzt noch mindestens eine weitere kennt, da sich grundsätzlich jeder wichtige Chirurg irgendwo mit dem eigenen Namen verewigt hat. Bis du die mechanischen Prinzipien in der Frakturversorgung verstanden hast, dauert es. Es macht unglaublich Spaß, zu sehen, wie sich gebrochene Knochen wieder richten lassen. Es dauert lange, bis deine Finger das richtige Gefühl erlernt haben – und es hört nie auf. Dafür musst du unglaublich viel operieren und dich herantasten (dazu gehört natürlich auch Lernfähigkeit). Allerdings ist es dann wie Fahrradfahren. Nach meiner Elternzeit ohne den OP-Saal hatte ich Bedenken, das Gefühl in den Fingern vielleicht verloren zu haben. Aber diese Befürchtungen bewahrheiteten sich nicht. Lediglich das Feintuning musste ich wieder trainieren.

Viele Menschen glauben, die Arbeit einer Unfallchirurgin kann doch gar nicht so schwer sein: Du nimmst dir ein Messer, schneidest, richtest, sägst, bohrst und schraubst. Ich habe mit Operateuren am Tisch gestanden, die genauso operieren – wie Handwerker. Das ist möglich. Aber schön ist es nicht.

Dann aber gibt es Operateure, die arbeiten filigran, selbst wenn es um große Eingriffe geht. Sie haben ein Gefühl für das Messer, halten es entsprechend (liebe Kollegen, sollte euch euer Oberarzt nicht beibringen, wie man das Skalpell richtig hält, sucht euch einen anderen Lehrmeister), arbeiten sich schichtweise entspannt vorwärts, verletzen kaum, reißen nicht und verursachen keine größeren Traumen.

Natürlich kannst du einen Knochenbruch mit Gewalt richten. Die paar abgebrochenen Splitter stören kaum oder können entfernt werden. Aber es geht auch anders. Beachtet man die mechanischen Prinzipien, Muskelverläufe und Frakturlinien, geht es meist ohne große Gewalt oder abgebrochene Bohrer. Kollege Oberfeldwebel hat so viele auf dem Gewissen, dass er mittlerweile die Telefonnummer der Firma auswendig kennt. Wird eine Klemme mit Gefühl auf einen alten, brüchigen Knochen gesetzt (Osteoporose ist wie ein morscher Ast an einem Apfelbaum), hält die Klemme auch in Butter. Fehlt das Gefühl, ist der Knochen Matsch. Beherrscht ein Operateur diese Fähigkeit, kann er diese Achtsamkeit auch auf große Operationen übertragen, die Muskelkraft erfordern. Aber selbst beim Fräsen von Hüftpfannen für eine neue Hüftprothese ist das Gefühl entscheidend. Fehlt es, sitzt die Fräse nämlich irgendwann im kleinen Becken. Für dieses Gefühl, für diese wunderbare, elegante, schöne Fertigkeit lohnt es sich, zu schwitzen.

Am Anfang meiner Weiterbildung ahnte ich all diese Dinge nur, aber von Beginn an machte ich meine Finger zu meinen Lehrmeistern. Die Patienten richtig zu untersuchen, macht unglaubliche Freude. Ist es der Muskel, die Sehne, das Gelenk, der Knochen, kommt der Schmerz vom Rücken oder den Extremitäten. Wer seine Finger und Hände darauf trainiert, richtig zu ertasten, kann sich viel zusätzliche Diagnostik sparen. Obwohl sie meist ohnehin durchgeführt wird, weil Patienten sich erst dann richtig versorgt fühlen, und wir uns auch rechtlich absichern müssen.

Mein Ehrgeiz allerdings veranlasste mich, schon vor dem Röntgen, CT oder MRT, eine passende Verdachtsdiagnose zu stellen. Da technische Hilfsmittel ständig verfügbar sind, verzichten leider viele Kollegen auf eine ausführliche körperliche Untersuchung. Finde ich keinen Kollegen, mit dem ich wetten kann, ob die Patientin nun einen Bruch der Speiche oder doch eine komplette Unterarmfraktur hat, wette ich eben mit mir selbst. Konnte ich eine Technik der Schulterreposition sicher, versuchte ich, auch andere Techniken nachzuvollziehen und herauszufinden, welche am geeignetsten war.

Meine Ohren und Augen wurden neben meinen Fingern und Händen zu riesigen Instrumentarien. Ich wusste immer, wann es irgendwo in unserer Abteilung irgendwas Interessantes gab. Die Oberärzte konnten sicher sein, dass ich immer genau dann auftauchte, wenn das luxierte Sprunggelenk einen Operateur suchte, der Schockraum anrollte oder ein Patient auf der Intensivstation eine Thoraxdrainage brauchte. Hatte sich einer meiner Kollegen bereits die Assistenz bei einer seltenen Operation gesichert, lief ich enttäuscht durch die Krankenhausflure, bis ich einen neuen Fall gefunden hatte.

Mit der Zeit wurde das Interessante natürlich immer normaler. Je mehr umgeknickte Sprunggelenke ich behandelte, desto süchtiger wurde ich nach den selteneren medizinischen Fällen. In Anbetracht der unglaublich hohen Patientenzahlen sind die meisten Tage in der Notaufnahme eines Krankenhauses interessant.

Und falls es mal keine medizinischen Ausnahmefälle geben sollte, dann doch immerhin amüsante Geschichten, die dich über die müden Stunden oder Tage ohne Operationssaal retten. Ganz besonders lustig ist natürlich die erschreckend große Anzahl von Unfällen beim Geschlechtsverkehr. Dabei meine ich nicht einmal urologische und gynäkologische Probleme – von denen ich glücklicherweise meist nichts erfahre –, sondern die Storys dazu.

Da waren zum Beispiel S. und M., ein junges Pärchen, das beim wilden Herumtollen aus dem Bett gefallen war. Sie hatte sich das Steißbein gebrochen, er sich den Handwurzelknochen. Für die beiden war das ziemlich unbequem, aber trotzdem konnten sie herzlich mit mir darüber lachen. Bei einem anderen Paar, dachte ich zunächst, ich müsste sie aus der Notaufnahme werfen. Denn im Untersuchungszimmer kniete er, immerhin angezogen, hinter seiner Freundin, um mir die Sexstellung zu zeigen, bei der er immer ein starkes Ziehen in seinem linken Oberschenkel verspürte. Genau genommen habe er es immer links, wenn er das rechte Bein beim »doggy style« aufstelle. Dieser Patient brauchte wenigstens keinen Gips, sondern nur die medizinische Erklärung für Muskeldehnung.

Während ich meine Finger auf eine korrekte Diagnose und gewebeschonende Therapie hin trainierte, entwickelte ich ein Gespür in der Anamnese. Jahrelange Arbeit mit Menschen hilft dabei, schneller herauszufinden, wenn ein Patient etwas verheimlicht. Ich wollte nicht nur eine gute Unfallchirurgin werden, sondern auch eine gute Ärztin. Das bedeutete für die Pflegekräfte, die mit mir arbeiteten, meist eine Menge zusätzlicher Arbeit und brachte mir den Spitznamen Spürnase ein.

Zum Beispiel Frau A. Seit Monaten hatte sie Brustschmerzen. Nach unzähligen Besuchen beim Hausarzt stellte der Sohn sie in der Notaufnahme vor. Ein angebliches Anpralltrauma hatte wohl zu einem Bluterguss geführt und heilte schlecht ab. Das Trauma stellte sich als exulzerierendes Mamma-Karzinom dar (ein Brustkrebs, der durch die Haut nach außen durchbrach).

Eine andere Dame hatte sich bereits über sechs Monate mehrfach in der Notaufnahme mit »Beckenschmerzen« vorgestellt. Als ich mich nicht damit zufriedengab, dass die Patientin zu wenig getrunken hatte und deshalb keine Urinprobe abgeben konnte, rümpften die Schwestern die Nase. Die Spürnase vom Lieschen machte wieder Extraarbeit: Der Einmalkatheter führte zur Blickdiagnose eines ausgewachsenen Tumors im Genitaltrakt.

Auch Herr H. profitierte von meinem Ehrgeiz. Mehrere Ärzte hatten ihn nacheinander wegen Rückenschmerzen behandelt und wieder nach Hause geschickt. Als er mir erregt erzählte, dass die Schmerzmittel alle nichts brachten, rollte McSexy mit den Augen. Obwohl mich der Kollege für verrückt erklärte und die angeforderte Computertomografie als Überdiagnostik wertete, entdeckte ich so die eingerissene Innenwand der Hauptschlagader von Herrn H. und beförderte ihn postwendend auf die Intensivstation. Er überlebte.

Natürlich führte mein Ehrgeiz nicht immer zu lebensrettenden Diagnosen, sondern offenbarte auch menschliche Abgründe: Die Patientin mit dem ständig wiederkehrenden Wundinfekt zum Beispiel erhoffte sich durch die Krankenhausaufenthalte, ihren Ex-Partner von der Scheidung abzuhalten, sodass sie sich nach der Entlassung selbst wieder Dreck in die Wunde schmierte. Manchmal führte die Spürnase auch zur Überdiagnostik, so mancher Patient erlebte durch mich einige Zeit in der Notaufnahme, die er oder sie sich schlussendlich hätte sparen können.

Oft ist es auch nicht leicht, die dringend behandlungsbedürftigen Patienten ausfindig zu machen. Da war zum Beispiel Herr J. Nach fünf Patienten in der Notaufnahme, die bereits am Morgen nach der Besprechung auf mich warteten, war er der letzte der geduldig wartenden Patienten. Der erste Patient hatte mich unangebracht viel Zeit gekostet, weil ich ihm erklären musste, dass ich ihn wegen einer Kleinfingerprellung von vor zwei Wochen nicht eine Woche krankschreiben würde. Auch nicht, wenn er am nächsten Morgen eine Prüfung hatte. Der zweite Patient kam wegen Kniegelenksschmerzen. Meine klinische Untersuchung deutete auf ein Innenmeniskusproblem hin, ich erläuterte ihm die Therapiemöglichkeiten. Daraufhin zog er verschmitzt einen Ordner heraus, in dem er fein säuberlich alle Vorbefunde (Akten, Briefe, CDs und so weiter) anderer Ärzte eingeordnet hatte. Er kam zu mir in die Notaufnahme für eine weitere Meinung. Außerdem hätte er gerne ein EKG, wenn er schon mal da sei. Nachdem ich ihn bat, sich in der Sprechstunde vorzustellen, verließ er entrüstet die Notaufnahme. Er hatte sich vorgestellt, nun auch noch von meinem Oberarzt begutachtet zu werden.

Bevor ich zu einer superwichtigen Besprechung von Oberarzt Superwichtig musste, kam ich also endlich zu Herrn J. Nach einem Treppensturz beschrieb der ältere Mann unter deutlicher Atemnot, Schmerzen auf der rechten Brustseite. Um sich nicht vorzudrängeln hatte er geduldig gewartet und sich mit Atemhilfstechniken etwas Erleichterung verschafft. Unter meinem Stethoskop war kein Atemgeräusch zu hören, seine Lunge war kollabiert und einige Rippen gebrochen. Als der Oberarzt einige Minuten später also auf meinem Telefon Sturm klingelte, weil ich seine superwichtige Besprechung vergessen hatte, konnte ich leider nicht antworten. Meine Finger steckten zu diesem Zeitpunkt bereits zwischen den Rippen des alten Mannes, um ihm eine Thoraxdrainage zu legen.

An manchen Tagen hingegen wartest du in der Notaufnahme

vergeblich auf interessante, behandlungsbedürftige Patienten. Dann leistest du nur Aufklärungsarbeit und findest tröstende, beruhigende Worte. Da war zum Beispiel Frau S. Sie hatte sich mit einem Messer in den künstlichen Fingernagel geschnitten. Oder L., der ein Pflaster auf der Schürfwunde am Knie brauchte (es gab in meiner Zeit in der Notaufnahme wirklich unglaublich viele Pflaster-Patientinnen und -Patienten). Ganz anders natürlich war es bei Z., der nach seinem ersten Kraftsporttraining Muskelkater im Oberarm hatte. Der war wirklich ein dringender Fall für die Notaufnahme (Vorsicht: Ironie.). Um Muskelkater von einer schwerwiegenden Verletzung unterscheiden zu können, hätte er allerdings schon einmal in seinem Leben Muskelkater haben müssen. Tja.

Die Sucht nach der Medizin und der Aufregung um einen verletzten Patienten wurde mein Leben. Nach der ersten Anfangsphase gewöhnte ich mich an das Leben als Ärztin. Ich übte, las und lag an Wochenenden schlafend auf Fortbildungen, um mehr über diese faszinierende Welt der Medizin zu erfahren. Je mehr ich konnte, desto mehr Kuchen durfte ich backen, desto mehr Operationen durfte ich durchführen. Ich lernte, das Messer richtig zu halten, Zugangswege zu schaffen, Knochen zu verplatten und Nägel einzuschlagen.

Nach erfolgreicher Therapie konnten die von mir operierten Patienten wieder normal gehen, ihre Arme bewegen oder frei atmen. Sie hatten weniger Schmerzen oder konnten plötzlich wieder Fahrrad fahren. Ich lief gelegentlich noch schwitzend und weinend durch die Gänge, überschminkte die dicken Augenringe und schloss mich mit den Kollegen zu einer verschworenen Gemeinschaft zusammen.

Wir organisierten unsere verbliebene Freizeit um den Krankenhausalltag herum. Als sportlicher Ausgleich galt die Fahrt ins Krankenhaus mit dem Fahrrad, oder wir nutzten die Zeit in der

U-Bahn, um das richtige Knoten zu üben. Chirurgische Knoten sollten fest sitzen, Luftknoten in der OP können nämlich zu lästigen Hämatomen führen und zu seufzenden Oberärzten. Um nicht gänzlich unserer OP-Sucht zu erliegen, verabredeten wir uns auch gerne nach Feierabend. Nachdem wir Frauen in der Abteilung die Sauna zu einem unzulässigen Treffpunkt erklärt hatten, waren die Abende in den Diskotheken der Stadt eine willkommene Abwechslung. Meist landete irgendeiner der Kollegen noch vor dem eigentlichen Dienstantritt in der Klinik, oder wir überfielen im Anschluss an die Party unsere arbeitenden Kollegen in der Notaufnahme, die uns mit Infusionen auf den nächsten Tag vorbereiteten. O.k, ich gebe es zu, meist gehörte ich zu denjenigen, die Infusionen legten und die Kollegen aus den Taxis auf die Tragen schaufelten. Noch halb betrunken zu einem Dienst zu erscheinen, wäre für mich nicht akzeptabel gewesen. Allerdings ist das Gefühl nach einem Vierundzwanzig-Stunden-Dienst auch nicht anders als nach einem Rausch.

Wir bestätigten uns gegenseitig, dass es keinen anderen Weg gab als diesen. Durften wir eine neue Operation durchführen, meisterten komplizierte Verletzungen oder entdeckten einen bisher unbekannten Tumor, fühlten wir uns darin bestätigt, dass es eben nur die Allerhärtesten unter den Harten in diesem Job schafften. Machten wir nach fünfundzwanzig Stunden unsere Visite am Wochenende, um nach dreißig Stunden endlich nach Hause zu fahren, verabschiedeten wir uns mit freundlichem Lächeln, um uns und unseren Oberärzten zu beweisen, dass wir das alles mit Leichtigkeit schafften.

Einzig der Blick in den Spiegel und der Geruch unserer Krankenhauskleidung ließ uns hin und wieder daran zweifeln, ob dieser Weg der richtige war.

4 Arztpersönlichkeiten – von Panthern und Dinosauriern

Genau genommen habe ich mir meine Fachrichtung nicht unbedingt nach dem wissenschaftlichen Interesse ausgesucht (na ja, vielleicht ein bisschen). Ich habe mich danach entschieden, ob die Ärzte zu mir passten. Vielleicht war es auch andersherum. Die Fachrichtung wählte mich aus. So ähnlich wie bei Harry Potter mit dem sprechenden Hut. Für die Fachrichtungen in der Medizin braucht man unterschiedliche Eigenschaften. Grundsätzlich gibt es natürlich viele Vorurteile über diese vermeintlich notwendigen Tugenden.

Wer etwas Geduld mitbringt, gerne multiple Therapieoptionen gegeneinander abwägt, Interesse an Laborparametern hat und auch mal abwarten kann, bis sich eine Entscheidung irgendwie von selbst trifft, der ist sicherlich in der Inneren Medizin gut aufgehoben. Wer gerne herumsitzt, auf einer regelmäßigen Mittagspause besteht, aber im Notfall sprinten kann wie Usain Bolt und dabei genauso gelassen bleibt, der sollte sich in der Anästhesie nach einem Platz umsehen. Wir Chirurgen sind dafür bekannt, ohne Empathie mit Volldampf wie weiße Halbgötter durch die Flure zu fliegen und alles aus dem Weg zu fegen, was nicht schnell genug zur Seite springt.

Die Unfallchirurgie hat mich ausgesucht, weil ich gerne handwerklich arbeite, mit Langeweile nichts anfangen kann (oder warum denken Sie, dass ich dieses Buch schreibe – neben meinem Job und der Familie?), gerne sofort die Ergebnisse meiner Arbeit betrachte und nicht erst zwei Wochen später. Die meisten Ärzte in der Unfallchirurgie reden nicht um den heißen Brei herum. Wenn es was zu motzen gibt, erledigen sie das direkt. Laut und deutlich. Geduld und Spielraum für langwierige Entscheidungsprozesse gibt es kaum. Selbst Kompliziertes wird auf die wichtigste Priorität heruntergebrochen.

Als Unfallchirurgin habe ich gelernt, Unfälle auf das Wesentliche zu reduzieren, Frakturen zu klassifizieren und entsprechend zu behandeln.

In der Unfallchirurgie teilen wir alle Knochenbrüche nach einem Klassifikationssystem ein. Na ja, eigentlich gibt es ganz schön viele davon. Neben der wichtigsten Klassifikation, der Einteilung nach AO, haben sich wie bereits erwähnt zahlreiche Chirurgen mit ihrem eigenen Namen verewigt. Knickt ein Patient mit dem Sprunggelenk um und bricht sich den untersten Außenknöchel ohne weitere Komplikationen, so kann man diese Fraktur nach Weber und Danis, Lauge-Hansen oder nach der AO-Klassifikation einteilen.

Entsprechend diesen Einteilungen gibt es definierte operative oder konservative Behandlungsempfehlungen. Die hier beschriebene Fraktur würde man konservativ therapieren, also mit einem Gips und ohne Operation.

Zwar brachte das System mir bei, wie ich die Frakturen der Patienten behandeln musste, aber die unglaubliche Vielfalt der Klassifikationen bescherte mir Unmengen Angstschweiß. Einer meiner Oberärzte war gar ein wandelndes Klassifikationssystem. Neben dem AO-Standard konnte er alle gängigen Eigennamen und kramte aus einer weit entfernten Hirnkammer auch noch eine weitere Einteilung, die eigentlich längst in Vergessenheit geraten war. Die Besprechungen mit ihm waren sehr lehrreich, konnten aber auch unangenehm werden, wenn wir uns nicht entsprechend vorbereitet hatten.

Allerdings schlage ich auch heute noch die Klassifikationssysteme nach, da mir die Eigennamen grundsätzlich entfallen. Ich schätze, das ist so eine Art Hirnbulimie. Alle paar Monate stopfe ich mir das Wissen rein, um es nach kurzem Gebrauch vorsichtshalber wieder zu vergessen, damit es meine Gehirnwindungen nicht blockiert.

Nicht bei jeder Fraktur allerdings ist die Entscheidung für das richtige Verfahren so einfach. Bei komplizierten Brüchen und Besonderheiten der Patienten, wie fortgeschrittener osteoporotischer Knochenqualität (also sehr weichen Knochen), oder bei Patienten, die kaum mehr mobil oder schwerst vorerkrankt sind, müssen wir unsere Entscheidungen oftmals überdenken. Individuelle Lösungen für diese Patienten zu finden, macht unsere Arbeit erst richtig interessant. Manchmal entstehen so wilde Konstruktionen, die ein weiterbehandelnder Arzt kaum nachvollziehen kann. Aber letztlich ist diese Klassifikation ein sehr hilfreiches System, an dem wir Unfallchirurgen uns entlanghangeln können.

Was ich in meinem Studium hingegen nicht vermittelt bekam, war, wie ich mit Menschen zusammenarbeiten kann, die immer überarbeitet sind, nie genug gegessen, getrunken oder geschlafen haben, zu selten Sex haben. In starken Ausnahmesituationen werden manch unliebsame Charaktereigenschaften ziemlich offensichtlich.

Bereits während meiner Praktika im Studium und dann vor allem im Praktischen Jahr lernte ich jedoch intuitiv, wie ich mich am besten zu verhalten hatte. Ich entwickelte eine Art Verhaltenskodex für die Assistenzarztzeit.

Manche Ärzte waren aufgeschlossen, lustig und entspannt. Sie erledigten ihre Aufgaben mit Leichtigkeit und hatten immer Zeit für eine Tasse Kaffee. Ich konnte ihnen alle Fragen stellen, die ich wollte. Andere Ärzte wiederum rannten hektisch von einem Patienten zum nächsten, hatten tausend Zusatzaufgaben und kamen kaum hinterher. Ihre Akten stapelten sich auf dem Schreibtisch, Zeit für ein Mittagessen gab es nicht, und am Abend maßen sie sich selbst den Blutdruck, weil ihnen schwindelig und schlecht war. Bei manchen Ärzten hatte ich das Gefühl, keinen Ton sagen zu dürfen, um ihnen nicht noch mehr Stress zu bereiten. Wiederum andere nutzten die Gunst der Stunde, um uns PJ-ler vor den Kollegen vorzuführen, indem sie uns ausquetschten, bis wir nicht mehr weiterwussten.

Einige wenige Chefärzte waren interessiert und freundlich, erkundigten sich nach dem Lernfortschritt und zeigten mir während der Visite die eine oder andere Untersuchungstechnik. Bei ihnen zu lernen, war zielführend und entspannt. Andere hingegen ignorierten mich vollständig und schrien in den Besprechungen ihre Ärzte in Weiterbildung an. Im Großen und Ganzen war ich zu Beginn meiner Weiterbildungszeit als Ärztin bereits darauf getrimmt, möglichst unauffällig in der Ecke zu stehen, nur nach Aufforderung zu reden, keine Nachfragen zu stellen, alle Arbeiten ungefragt zu erledigen und immer perfekt vorbereitet zu sein.

Die ausgeprägte hierarchische Struktur führte in fast allen Abteilungen, die ich kennenlernte, zu einer klassischen Hackordnung. Dabei stand nicht immer unbedingt der Chefarzt an der Spitze dieses Konstrukts. Manchmal fürchtete ich mich vor einem der leitenden Oberärzte oder Fachärzte noch mehr. Sie schlugen mir während Operationen auf die Finger, straften mich mit Missachtung, wenn ich nachfragte, oder stellten mich vor allen bloß. Die zahlreichen Witze oder unangebrachten Kommentare führten dazu, dass ich mir ein dickes Fell zulegte.

Als ich nach dem PJ als Ärztin in Weiterbildung arbeitete, war es nicht anders. Die Hauptzeit verbrachte ich im Krankenhaus. Ich stand vor schreienden Oberärzten, die explodierten, wenn etwas nicht nach ihrem Plan lief, und bewunderte manche Anästhesisten, die bissige Kommentare an sich abperlen ließen. Ich erlebte Ärzte, die ihre Kollegen denunzierten, und welche, die ihren Facharzt machten, ohne dass sie sechs Jahre lang irgendjemandem aufgefallen wären.

Eine klassische Konfliktlage, der ich immer wieder hilflos ausgeliefert wurde, war, zwischen die Fronten des Chefs der Unfallchirurgie und des OP-Koordinators zu geraten. Der Chefarzt wollte so viele Operationen wie möglich an einem Tag unterbringen. Der OP-Koordinator hatte die Aufgabe, darauf zu achten, dass alle Operationen pünktlich bis zum Ende der Hauptarbeitszeit durchgeführt waren. Verzögerte sich aus irgendeinem Grund eine Operation, waren beide unglücklich und ließen dies meist alle anderen Ärzte spüren. Oder ich musste nachts um drei mit dem aggressiv abwehrenden Radiologen diskutieren, ob eine Untersuchung nun zwingend notwendig oder um einige Stunden verschiebbar sei.

Die Oberärzte hatten alle einen unterschiedlichen Führungsstil. Wenn ich Oberarzt Graubart einen Patienten vorstellte, um die OP-Indikation zu besprechen, konnte ich mich entspannt zurücklehnen. Nach der eigentlichen Klassifikation der Fraktur schaute er sich selbstverständlich selbst den Patienten an. Sein Blick war stets nach rechts und links gerichtet, um alle notwendigen Kriterien miteinzubeziehen. Würde ich aber Oberarzt Orthopäde anrufen müssen, gab es keine Abweichung vom Standard. Ein Satz zu viel am Telefon, schon hatte er aufgelegt oder mich ungehalten unterbrochen. Ständig spürte er den Druck des Chefarztes im Nacken, der auch an die wirtschaftlichen Folgen für die Abteilung denken musste. Niemals würde er eine Entscheidung treffen, die dem Chefarzt missfallen könnte.

Besprach ich mit Kollege McDreamy, dass er mich für eine

Operation in den Saal rufen würde, konnte ich mich nicht darauf verlassen. Vielleicht hatte ihm ein anderer Kollege in der Zwischenzeit schon Fußballkarten geschenkt. Kollegin Schönauge hingegen war absolut zuverlässig. Hatten wir uns abgesprochen, wer welche Aufgaben übernehmen würde, brauchte ich nicht nachzukontrollieren. Ich wusste, sie hatte es genau wie abgemacht erledigt.

Um in diesem Dschungel zu überleben und nicht ständig platt getreten zu werden, suchte ich nach Lösungsstrategien. Nach meinen ersten Jahren in der Unfallchirurgie erschien es mir nur logisch, ein Klassifikationssystem wie bei den Frakturen auch für die Charaktereigenschaften der Ärzte, die ich kennenlernte, zu erstellen, um die beste Strategie zur Kommunikation mit ihnen zu finden.

In der Persönlichkeitspsychologie gibt es seit Jahrhunderten unterschiedliche Ansätze, Charaktereigenschaften von Menschen zu klassifizieren. Im Fünf-Faktoren-Modell, werden fünf Hauptdimensionen der Persönlichkeit definiert, die jeder Mensch in unterschiedlicher Ausprägung besitzt, die sogenannten »Big Five«: Aufgeschlossenheit, Perfektionismus, Geselligkeit, Empathie und emotionale Verletzlichkeit. Es gibt Fragebögen und Tests dazu. Einfachere Varianten existieren seit den »psychologischen Typen« von C.G. Jung, der zwischen introvertierten und extravertierten Persönlichkeiten unterschied. Ernst Kretschmer klassifizierte in seiner physischen Konstitutionslehre vier Körperbautypen nach Charakterbefund, die ebenfalls vielen bekannt sein müssten. Der Pykniker, der Athletiker, der Leptosome und der Dysplastiker zeigten Charakterzüge, die bei Krankheit übersteigert auftreten. Es gibt noch sehr viel mehr Ansätze für eine Kategorisierung von Persönlichkeiten, die allesamt Thema wilder Diskussionen sind.

Mittlerweile nutzen Führungskräfte und Marketingstrategen diese Grundlagen der Kategorisierung. Es gibt zahlreiche Bücher dazu, um eigene Stärken und Schwächen zu erkennen. Natürlich gibt es genauso viele Kritiker, die sich streng davon distanzieren. Die Vielfalt der menschlichen Persönlichkeit sei unmöglich statisch zu unterteilen. Außerdem erfolgt eine Kategorisierung von Verhaltensweisen meist intuitiv und unbewusst, das Ergebnis ist mit Vorsicht zu genießen. Denn selbst wenn die Wirklichkeit in Kategorien gepresst wird, ist es natürlich nicht die Wirklichkeit.

Meine Einteilung der Arztpersönlichkeiten ist keine tiefer gehende, psychologisch fundierte oder mit Testergebnissen erarbeitete Lehre. Meine Kategorisierung stellt die Arztpersönlichkeiten dar, die ich in meiner Zeit als Medizinstudentin und Ärztin erlebt habe. Ich habe sie ganz persönlich aus meinen Erfahrungen entwickelt, um in meinem Arbeitsalltag stressfreier kommunizieren zu können. Sie hat mir schon einige Probleme erspart. Das Spannende an der Kategorisierung ist, dass sich Menschen verändern können. Der Blick jenseits der Kategorien ist, wie auch im Klassifikationssystem der Frakturen, die wahre Freude an der Arbeit mit Menschen. Erst wenn man über die Stereotypen hinweg die Diversität sieht, wird es lebendig. Manch eine Persönlichkeit war für eine Überraschung gut, und wenn Kollegen sich wandelten, erfreute mich das immer.

In meinem Arztdschungel gibt es Dinosaurier, Bären, Panther, Hyänen und Mäuse. Wenn ich es mit einem Dinosaurier zu tun hatte, konnte ich leicht in Deckung verschwinden. Bei einem Bären hingegen durfte ich einen Tanz wagen. Eine Hyäne betrachtete ich am besten von Weitem, und wenn ich klug war, hielt ich Ausschau nach einer Maus.

In Kapitel zwei haben Sie schon einen riesigen, erhabenen Dinosaurier kennengelernt. Der Chefarzt, der mich in meinem ersten Vorstellungsgespräch zu meiner Familienplanung und sexuellen Orientierung befragte. Dieser Dino biss sich fest, ließ nicht locker und hatte seine eigenen Regeln. Solche Dinos kümmern sich nicht um allgemeingültige Normen oder das persönliche Unbehagen des Gegenübers. Zumeist begegneten mir Dinosaurier als Chefärzte.

Es gibt sie in unterschiedlichen Varianten. Meist sind sie schon an ihren lauten Schritten und dem großem Gebrüll erkennbar. Sie schreien und stampfen, machen ihrem Ärger ungehalten Luft und beißen nach allem, das ihnen in die Quere kommt. Ihre Schritte sind lang und fest, ihre Arztkittel zugeknöpft, die Schuhe fein säuberlich geputzt, der ein oder andere trägt Krawatte. Ihr Händedruck ist fest, fast zerdrückend, ihre Stimme tief und unüberhörbar laut. Die Aura eines Dinosauriers kann einem nur in ganz seltenen Fällen entgehen. Denn sie beanspruchen meist mehr Platz, als ihre eigentliche Gestalt notwendig macht. In der Unterhaltung mit einem Dinosaurier vergrößerst du automatisch die Distanz. Eine Art unwillkürlicher Sicherheitsabstand. Wer also bei sich eine Art duckenden Schutzinstinkt bemerkt und versucht, den Weg frei zu machen, der hat es sicher mit einem Dinosaurier zu tun.

Rein äußerlich haben Dinosaurier natürlich unterschiedliche Gestalten. Nicht jeder ist der klassisch breitschultrige und stark gebaute T-Rex. Manche Flugsaurier kündigen sich nicht ganz so aufbrausend und eindeutig an wie ein T-Rex der alten Schule. Sie schweben eher unbemerkt über den Köpfen der anderen und behalten alles im Auge. Was aber alle aufweisen: ein stets erhitztes, gerötetes Gesicht, unglaubliche Selbstsicherheit und außerordentliches Selbstvertrauen. Das liegt daran, dass sie immer alles wissen. Einen Dinosaurier mit neuen Informationen zu überraschen, gelingt einfach nicht. Ein Dinosaurier weiß alles, kann alles und braucht keine Hilfe, sondern nur Platz, um seine einzigartigen Fähigkeiten ausüben zu können.

Erstaunlicherweise kann ein Dinosaurier auch wirklich alles. Zur Not operiert er einen Patienten, den er gerade selbst intubiert hat, ohne Assistent, ohne OP-Pfleger und ohne Licht. Anschließend entfernt er den Beatmungsschlauch, legt das Konzept für die Intensivstation fest und macht die radiologische Kontrolle alleine. Ein Arzt, der Anästhesist, Chirurg, Intensivmediziner und Radiologe auf einmal ist? Vielleicht wäre das Ergebnis mit vier unterschiedlichen Medizinern besser, aber das sollte man ihm besser nicht sagen. Ein Dinosaurier kann deshalb alles, weiß alles besser und macht alles selbst, weil er zu keinem anderen Vertrauen hat und Millionen Jahre medizinisches Wissen abgespeichert hat.

Seit er denken kann, hat er als Erster am Morgen die Klinik betreten und verlässt sie als Letzter. Er ist immer pünktlich zu den Terminen, die ihm wichtig erscheinen. Er ist immer perfekt vorbereitet, hat für jeden Fall eine Lösung und das Verantwortungsgefühl einer Löwenmutter. Er stellt seine operierten Patienten selbst auf die Beine, verlässt sich dabei ungern auf den mitbehandelnden Physiotherapeuten und bringt ihnen den ersten Kaffee ans Bett. Er sieht sich selbst die Wunden an und legt einen frischen Verband an, bevor ein anderer überhaupt auf die Idee kommt, den Verbandwagen zu holen. Er weiß zu jedem Zeitpunkt über alles und jeden in der Abteilung Bescheid. Ein Dinosaurier hat zwar nur zwei Hände und zwei Ohren, aber seine Haut hat eine Zusatzfunktion. Diese Haut hat ein Gespür für Fehler jeglicher Art.

Entdeckt er einen Fehler, muss man schnellstmöglich den Platz räumen und darauf achten, nicht weiter ins Schussfeld zu geraten. Denn der Dinosaurier beißt zu und lässt nicht mehr los. Die Fänge sind blitzschnell, eisern und fest. Ein Entkommen ist unmöglich. Ein OP-Besteck fliegt durch den Raum, der Haken landet auf den Fingern, der markerschütternde Schrei hallt durch den OP-Trakt. Dinosaurier wüten ohne Rücksicht auf Verluste. Eine tolerable Schwelle für Unachtsamkeit gibt es nicht. In der Morgenbesprechung das Alter einer Patientin nicht zu erwähnen, in der Visite den Namen des seltenen Bakteriums nicht zu wissen, im OP-Saal einen Lagerungsschritt nicht korrekt auszuführen, das alles führt zur sofortigen Eskalation der Situation. Ihm mit viel Mut entgegenzutreten, hilft auch nichts. Am besten bedeckt man seinen Kopf mit den Händen. In seltenen Fällen hilft das Überraschungsmoment oder die Ablenkungstaktik. Gelingt es, hat man eine kurze Zeitspanne gewonnen, um zu flüchten.

Als Ärztin bin ich einigen Dinosauriern begegnet. Es waren meist Chefärzte der älteren Generation. Dabei habe ich zahlreiche Ärzte gesehen, die unverrichteter Dinge des Raumes verwiesen wurden, in den Boden gestampft oder vor versammelter Mannschaft in Flammen aufgingen. Dabei konnte es sein, dass einige Umstehende aus Versehen mit umgerissen wurden und zu Schaden kamen, nur weil sie zum falschen Zeitpunkt am falschen Ort waren.

Die Dinosaurier waren bei den meisten Gesundheits- und Krankenpflegern äußerst beliebt. Der Dinosaurier brachte Obst und Süßes vorbei, erkundigte sich nach den Kindern der Mitarbeiter, deren Namen er stets wusste, behandelte die Oma und Schwester zwischendurch am Wochenende. Ein Dinosaurier kennt, lebt und liebt nur die Medizin. Unter ihnen zu lernen, war Freude und Gefahr zugleich. Höchstleistung, Disziplin und Hierarchie. Blaue Flecken, dickes Fell und ein kaputtes Trommelfell. Die Arbeit mit Dinosauriern ist ein heißes Pflaster.

Keine andere Persönlichkeit zeigt diesen Ehrgeiz und diese absolute Perfektion in der Medizin. Wie man sich allerdings vorstellen kann, ist ein Dinosaurier ziemlich einsam – einen weiblichen Dinosaurier habe ich bisher übrigens nicht kennengelernt. (All meine Arzt- und Patientenpersönlichkeiten aber beziehen sich natürlich sowohl auf Männer als auch auf Frauen, in der Unfallchirurgie trifft man nur einfach auf so wenige Frauen.) Vertrauen zu anderen in der Arbeitswelt zu finden, ist ihm faktisch unmöglich. Viele Mitarbeiter beklagen bei Dinosauriern die fehlende soziale

Kompetenz. Ich sehe das anders. Dinosaurier haben ein sehr gutes Gespür für soziale Interaktionen. In ihrer Verhaltensweise gegenüber Patienten sind sie stets freundlich, zugewandt, verständnisvoll und haben ein intuitives Gespür für die notwendige Kommunikation. Sie beißen hauptsächlich in den eigenen Reihen nach rechts und links.

Die Arbeitswelt eines Dinosauriers ist sein natürliches Habitat. Sie sind am Morgen die Ersten und am Abend die Letzten, oft sind sie auch nachts da oder am Wochenende. Sollten sie einmal am Wochenende nicht in der Klinik auftauchen, verfolgen sie die Geschehnisse in der Klinik am PC zu Hause nach. Deshalb darf es nicht verwundern, wenn man mitten in der Operation einen Telefonanruf aus den Bergen in Südtirol bekommt. Sollte es ein Dinosaurier nämlich einmal in den Urlaub geschafft haben, kann man sich auf stündliche E-Mails oder Telefonate gefasst machen. Meist wird der Urlaub verfrüht abgebrochen, oder der Dino schleicht während des Urlaubs am Wochenende in die Klinik.

Selten habe ich es erlebt, dass ein Dino nur einmal verheiratet war. Die meisten Dinos hatten mehrere Scheidungen hinter sich und Kinder jeglichen Alters. Ein Dinosaurier lebt einzig und allein für die Klinik und seine Patienten.

Sollten Sie als Patient einem Dinosaurier begegnen, darf ich Sie beglückwünschen. Sie werden sich in den besten Händen wiederfinden und dürfen einem Dinosaurier absolut vertrauen. Und, sollte tatsächlich einmal ein Fehler geschehen und Sie sich falsch behandelt fühlen, können Sie sicher sein, dass der Dinosaurier entsprechende Konsequenzen zieht.

Als Mitarbeiter oder Angestellter hingegen empfehle ich, sich ein dickes Fell wachsen zu lassen, geeignete Ortungssysteme zu entwickeln und alle Fluchtwege auswendig zu lernen. Anderenfalls hilft nur noch fehlerfreie Arbeit. Wobei Fehler natürlich reine Interpretationssache des Dinosauriers sind.

Ich selbst habe mit Dinosauriern nie gerne zusammengearbeitet. Ich bewundere sie für ihre einzigartige Motivation und ihr jahrhundertelanges Durchhaltevermögen, den unglaublichen Ehrgeiz und die harte Disziplin, die sie sich selbst abverlangen. Mit den spontanen Ausrastern kam ich aber nie zurecht. Bei der Arbeit mit Dinosauriern lernte ich zwar, dass der Sturm schnell vorüberzieht. Vergessen hingegen wird er nie. Die Hirnwindungen eines Dinosauriers haben keinen Aus-Schalter. Es konnte also passieren, dass es einem noch Jahre später vorgehalten wurde, einmal die Stufe im OP nicht an die richtige Stelle gerückt zu haben.

Die selbstlose Hingabe der Dinos an die Medizin kann ich bis heute schwer nachvollziehen. Jahrzehntelang zu akzeptieren, dass man selbst krank wird, seine Familie vernachlässigt, Scheidungspapiere unterschreibt und kaum Kontakt zu seinen Kindern pflegt, ist mir nicht begreiflich. Die Kehrseite dieser Berufung, die Hundert-Stunden-Wochen und die ständige Verantwortlichkeit, führt nämlich auch bei Dinosauriern zu irreparablen Konsequenzen. Kranke Dinosaurier, die am Arbeitsplatz an ihrer nicht behandelten Krebserkrankung sterben. Kranke Dinosaurier, die am Ende zitternd im OP stehen, weil die morgendliche Dosis Schnaps und Betablocker nicht ausreicht. Alleine auf weiter Flur kämpften sie für ihre Patienten, für ihren ausgezeichneten wissenschaftlichen Ruf und schafften sich einen einsamen Thron der Eminenz, der sie selbst zerstört.

Heutzutage einem Dinosaurier zu begegnen, ist beinahe unmöglich. Es gibt nur noch wenige Überbleibsel, die meisten sind längst ausgestorben. Das liegt an den Arbeitsverträgen. Chefärzte hatten früher oft eine riesige Machtfülle und auch großen Spielraum gegenüber der Verwaltung der Krankenhäuser. Heutzutage ist das meist nicht mehr denkbar. Die allermeisten Chefärzte haben vorgesetzte Controller, Wirtschaftler und Geschäftsführer, die ihnen gegenüber weisungsbefugt sind. Damit nimmt die Macht der Chefärzte eklatant ab. Ein Dinosaurierverhalten ist in vielen Bereichen heute nicht mehr tragbar.

Ich vermisse diese fast ausgestorbene Spezies nicht. Nur ganz selten fehlen mir ihre fantastischen Verteidigungsstrategien. Bei keinem anderen Typ Arzt erlebte ich das ausgeprägte Verantwortungsbewusstsein für Mitarbeiter und ein unzerstörbares Schutzschild. Forderte ein Verwaltungsangestellter von der Abteilung eines Dinosauriers, wirtschaftlicher zu arbeiten oder Abstriche in der medizinischen Versorgung zu machen, wütete der Dinosaurier, bis es keinen Widerspruch oder keinen Verwaltungsangestellten mehr gab. Unterstellte ein Patient zu Unrecht fehlerhafte Behandlung, konnte man sich sicher sein, dass der Dino für seine Mitarbeiter in die Bresche sprang und sie bis aufs Blut verteidigte. Diese Eigenschaft gibt es bei den anderen Typen nicht so ausgeprägt. Das ist aber auch wirklich das einzig Bedauerliche.

Insgeheim wünsche ich all diesen selbst gekrönten Dinosauriern, dass sie im Alter ihren Ruhestand und den Abstand zur Medizin genießen können, gesund bleiben oder werden und mit Gelassenheit auf ihre außergewöhnlichen Fähigkeiten zurückblicken können. Allerdings kennen die meisten keinen Ruhestand. Sie operieren bis an ihr Lebensende im Ausland weiter und bauen private chirurgische Abteilungen in arabischen Ländern auf. Ich fände es traumhaft, gelegentlich mal nachmittags von einem Dinosaurier weitergebildet zu werden, um über problematische Patientenfälle, Tricks bei operativen Techniken oder außergewöhnliche Verläufe zu diskutieren. Auch, wenn ich niemals wieder unter einem Dinosaurier arbeiten möchte.

Am liebsten hätte ich einen Bären als Chef. Einen mit dickem, fettem Fell, das nur selten von einem anderen verletzt werden kann.

Ärzte dieser Kategorie sind tiefenentspannt und haben stets

ein freundliches Zwinkern im Auge. Außerordentlich häufig weisen sie tatsächlich auch äußerlich Züge eines Bären auf. Sie sind groß und mächtig, haben einen Wohlfühlbauch, der einem zeigt, dass sie das abendliche Essen und das Feierabendbier genauso genießen können, wie die Gemütlichkeit eines bequemen Sessels auf der Terrasse, während eines der Kinder auf der Gitarre klimpert. Der Bär hat Pranken und eine breite aufrechte Brust. Meist bewegen sie sich unauffällig und geschmeidig vorwärts. Aber wenn sie wollen, können sie sich stattlich aufrichten und einen mit ihrer Größe überraschen. Bären sind einfühlsam und schweigsam. Sie erkennen schwierige Situationen, bevor sie auftreten, und weisen zeitnah darauf hin.

Bären sind gelassen, weil sie wissen, was sie können. Sie sind tatkräftig, verantwortungsvoll und gemächlich. Sie arbeiten mit Bedacht und Vorsicht, um an den Honig zu kommen, ohne dass sie von einer Biene gestochen werden. Sie sind umsichtig und spüren schon leiseste Änderungen des Windes in ihren Haaren, prüfen mit ihrer Schnauze die Windrichtung und sind ebenso schnell verschwunden, wie sie aufgetaucht sind, wenn es ihnen zu brenzlig wird. Sie scheuen die Begegnung mit Widersachern und sind harmoniebedürftig. Sie setzen ihre Pranken nur dann ein, wenn sie angegriffen werden oder ihre Brut verteidigen müssen. Dann aber sind ihre Hiebe wirkungsvoll und schmerzhaft. Ihr Vertrauen zu missbrauchen, sie zu hintergehen oder auszunutzen, kann durchaus zum schnellen Tode führen. In allen anderen Fällen haben sie eine Gemütlichkeit, die es sonst bei keinem anderen Arzttypus gibt.

Sie ertragen die spielenden, lauten Kinder mit Herzenswärme, blicken entspannt auf die sich prügelnden Kollegen und werden auch nicht laut, wenn man mit den Fäusten auf ihre harte Brust trommelt. Häufig sind mir Bären als Oberärzte begegnet, aber es gibt sie auch in der Riege der Ärzte in Weiterbildung.

Mit Bären lernt man das Schwimmen in der Weiterbildung besonders einfach. Sie halten einen fest, sprechen einem gut zu, ermuntern und unterstützen, bis sie denken, du schaffst es alleine. Das liegt vielleicht daran, dass sie ausgezeichnete Schwimmer sind. Mit Bären zu operieren und zu arbeiten war für mich immer ein besonderes Vergnügen. Sie brachten mir bei, immer sorgfältig zu arbeiten, vor einer Operation an alle Eventualitäten zu denken und im Notfall ruhig zu bleiben. Ihre Schnitte sind sicher und schnell, ihre Operationen trotz der beachtlichen Größe ihrer Pranken mit Gefühl und Sensibilität ausgeführt.

Im Arbeitsalltag ist es auch sonst eine Freude, mit Bären zu arbeiten. Bären müssen sich nicht mehr beweisen, ihr Territorialverhalten ist nicht sonderlich ausgeprägt. Ihre alleinige Anwesenheit trägt zu einer Art Beruhigung des Teams bei, Aufmerksamkeit und Disziplin nehmen automatisch etwas zu. Disziplinlosigkeit und Fahrlässigkeit ist einem Bären zuwider. Das kann durchaus zu etwas korrigierendem Gebrüll führen. Ansonsten fährt der Bär selten aus der Haut. Bisher habe ich die Bären in meinem Arbeitsumfeld nur dann ausflippen sehen, wenn sie zu etwas gezwungen wurden, was sie nicht machen wollten.

Oberarzt Graubart war ein Bär. Bis heute kann ich mich sehr gut daran erinnern, als er in einen Käfig gezwungen wurde. Der Chefarzt verlangte von ihm, einen Patienten zu operieren. Oberarzt Graubart hatte jedoch im Sinne des Patienten einen konservativen Therapievorschlag gemacht. Als der Chefarzt ihm befahl, das zu ändern, tobte Oberarzt Graubart, dass mir Angst und Bange um seinen Blutdruck wurde. Am Ende operierte ein anderer Oberarzt den Patienten. Oberarzt Graubart hatte Verständnis für viele. Für Patienten, Ärzte in Weiterbildung und für Chefärzte. Aber für Entscheidungen, bei denen es in erster Linie um die Wirtschaftlichkeit geht, hatte er kein Verständnis. Deshalb gibt es leider sehr wenige Chefärzte, die ich als Bären bezeichnen würde.

Tatsächlich habe ich bisher keine Kollegin kennengelernt, die ich als ausgewachsene Bärin bezeichnen würde. Bei einigen Kolleginnen meine ich jedoch, eine Entwicklung in diese Richtung zu entdecken. Mir sind zwei Oberärztinnen der Anästhesie in Erinnerung, die ich als Bärinnen bezeichnen würde. Gelassen und ruhig. Sie kannten das System seit vielen Jahren, reagierten grundsätzlich professionell, ohne viele Worte und voller Selbstvertrauen. Vielleicht ist es den häufigen Selbstzweifeln geschuldet, die ich bei vielen Ärztinnen bemerke, dass ich so wenige Bärinnen kenne. Vielleicht liegt es aber auch an der insgesamt zu geringen Anzahl an bärigen Vorbildern.

Sollten Sie als Patient einem Bären in die Hände fallen, dürfen Sie sich entspannt zurücklehnen. Er wird Sie sicher durch Ihre Behandlung tragen und sorgfältig die Therapie überwachen. Dabei bleibt er sehr geduldig und geht auch gerne ein paar Meter um Hindernisse herum. Dass ein Bär keine Bäume für sie ausreißt, hat nichts damit zu tun, dass er sich nicht anstrengen möchte. Er weiß nur, dass er dabei unnötigen Schaden anrichten würde. Deshalb sind Bären bei den allermeisten Patienten, Angehörigen und Kollegen außerordentlich beliebt. Wenn Sie sich bei einem Bären bedanken möchten, bringen Sie ihm etwas zu essen oder zu trinken mit. Er wird sich sehr darüber freuen.

Sollten Sie als Arzt einen Bären als Kollegen haben, kann ich nur gratulieren. Mit einem Bären zu arbeiten ist Freude und Genuss, Entspannung und Vertrauen. Von einem Bären wird man nicht hintergangen oder alleine gelassen. Ein Bär lässt einen erst dann alleine, wenn er sich sicher ist, dass man es alleine schafft. Mit einem Bären in der Notaufnahme zu arbeiten, lässt einen die Vielzahl der seit Stunden wartenden Patienten vergessen, während man fröhlich einen nach dem anderen behandelt. Am Ende lässt man den Tag mit einem Feierabendbier ausklingen.

Dabei darf kein Kollege vergessen, dass der Bär ein Einzelgänger ist und seine Freiheit liebt. Er wird sich nicht verbiegen. Bären in Ketten zu legen und sie zu Aufführungen zu zwingen, ist Tierquälerei. Sollten Sie einen Kollegen haben, der sich partout weigert, abendliche Veranstaltungen der Abteilung zu besuchen, Poster bei Kongressen vorzustellen oder als Vertreter der Klinik auf Fort- oder Weiterbildungen zu fahren, so haben Sie es sehr wahrscheinlich mit einem Bären zu tun. Sitzen Sie bei einer abendlichen Veranstaltung bei einem Kongress und haben neben sich einen missmutig brummelnden Kollegen sitzen, der überhaupt keine Lust dazu hat, sich an einer Unterhaltung zu beteiligen, ist das höchstwahrscheinlich ein Bär in Ketten. Muss dieser Bär dann auch noch für die Abteilung Aufgaben übernehmen, eine Rede halten oder gezwungenermaßen den Chef vertreten, wird es Ihnen nicht schwerfallen, ihn zu enttarnen. Der Bär hält nämlich mit seinem Unmut nicht hinter dem Berg. Lässt man ihn jedoch in Ruhe in seinem gewohnten Umfeld des OP-Saals seine Arbeit machen, haben sie den besten Kollegen, den Sie sich wünschen können.

Privat habe ich Bären immer als überaus treue Gefährten erlebt. Zwar leben auch Bären hauptsächlich für ihre Arbeit und begnügen sich damit, ihrer Gefährtin zuzusehen, wie sie die Jungen großzieht, sie haben aber eine unbändige Freude dabei. Anders als der Dinosaurier, kann sich der Bär im Urlaub entspannen und abschalten. Solange ihn seine Gefährtin nicht auf die Philippinen oder auf riesige Berge zerrt, genießt der Bär die Abkühlung im heimischen See und gibt sich mit den kleinen Freuden des Lebens zufrieden.

Am wenigsten Freude im Arztleben scheint der Typus der Hyäne zu haben. In Kapitel eins haben sie bereits eine kennengelernt. McSexy ist eine klassische Hyäne. Zeit seines Arztlebens wurde er getreten und geschlagen, musste sich mit den Resten zufriedengeben und immer den Platz für größere Tiere räumen.

Rein äußerlich fallen Hyänen nicht besonders auf. Noch nie

habe ich eine besonders attraktive Hyäne getroffen, aber das ist ja bekanntlich persönlicher Geschmack. Viele andere Frauen scheinen da anderer Meinung zu sein. Generell sind mir Blender eher zuwider, vielleicht mag es auch daran liegen? Grundsätzlich sind Hyänen unauffällig. Sie schreiten nicht wie Bären durch die Hallen, und erst recht marschieren sie nicht mit lauten Dinosaurierschritten durch die Krankenhausflure. Hyänen bewegen sich auf den Zehenspitzen vorwärts. Vorsichtig und leise. Manchmal bemerkt man sie auch erst, wenn sie aus der hintersten Ecke im Besprechungsraum aufstehen. Sie sind keine Panther, die auf Bäume klettern und sich somit die beste Aussicht sichern können. Sie sind auch keine Dinosaurier, die fliegen können oder deren Köpfe hoch oben über allen anderen schweben. Sie sind klein, flink und kommen auf felsigem Untergrund sehr gut zurecht.

Sie widerstehen Stürmen der Dinosaurier, Pranken der Bären und spitzen Zähnen der Panther. Hyänen sind Überlebenskünstler der Extraklasse und sehr ausdauernd. Sie sind die Schmarotzer und faul. Da sie meist nachtaktiv sind, findet man sie tagsüber eher selten – und kaum irgendwo auf Station. Vielleicht haben sie sich in das Bereitschaftsdienstzimmer verkrochen und schlafen die stürmische Nacht aus oder liegen im Keller des Krankenhauses, um keinem besonders aufzufallen. Anwesenheit im Alltag wird grundsätzlich nicht allzu hoch bewertet. Sie sondern sich gerne ab.

Die meisten Hyänen sind trotzdem Herdentiere und benötigen ein Team. Alleine auf Jagd zu gehen, scheitert meist. In der Klinik heften sie sich häufig an die Fersen von Panthern oder Bären, um einen Teil der Beute abzubekommen. Sie machen Deals und ordnen sich der Hierarchie unter, um an ihr Ziel zu gelangen. Der Panther darf eine Unterschenkelfraktur operieren? Die Hyäne bietet ihm eine Präsentation, zwei Nachtdienste und die Vorbereitung der Chefarztvisite an. Schon darf sie mit in den Saal. Die Hyäne braucht nur noch zwei Knieprothesen für die Zulassung zum Facharzt? Die Hyäne hält dafür ein ganzes zusätzliches Jahr der Weiterbildung aus. Sollte sie nicht mit Absprachen weiterkommen, stiehlt eine Hyäne auch einmal anderen Tieren die Beute. Die Maus ist zu spät im OP, weil sie auf Station einen Notfall hatte? Sie kann sicher sein, dass es die Hyäne vor ihr in den OP geschafft hat.

Wenn die Hyäne die Beute gefangen hat, lässt sie mit ihrem unglaublichen Gebiss nicht mehr locker. Sie verwertet alles und jeden. Die meisten Hyänen, die ich kennen gelernt habe, waren erstaunlich leistungsfähig und flexibel. Sie konnten alles operieren, aus dem Stehgreif. Sie schienen immer perfekt vorbereitet, waren medizinische Alleskönner und wandelnde Lexika. Jeder Schnitt saß, jeder Griff war eingeübt und jeder Eigenname eines seltenen zusätzlichen Knochens präsent. Für ihr Durchhaltevermögen und ihr exzellentes Gedächtnis muss man die Hyänen wirklich bewundern.

Leider sind Hyänen nicht nett. Sie sind bissig und unverschämt, treten aus und lügen. Irgendwann einmal haben sie gelernt, dass sie nur so an ihr Ziel kommen. Mit Freundlichkeit und Kollegialität scheint es ihnen nicht zu gelingen. Das könnte daran liegen, dass sie Zeit ihres Arztlebens die ewigen Fußabtreter für Dinosaurier gewesen sind, willkommenes Ziel für Spott und Hohn. Kennen Sie noch die Mitschüler, die ständig im Mülleimer steckten, ihre Turnschuhe nicht fanden, als letzter ins Brennballteam gewählt wurden und auf dem Heimweg dann selber kleinere Kinder drangsalierten? So stelle ich mir die Kindheit der Hyänen vor. Ständig sozialem Stress ausgeliefert, ohne Möglichkeit, ihre Bedürfnisse richtig kommunizieren zu können.

Die Kommunikationsunfähigkeit scheint ein grundsätzliches Problem der Hyänen zu sein. McSexy zum Beispiel konnte Visite machen, ohne einen Ton zu sagen. Die Angehörigen stürmen erbost zu den Gesundheits- und Krankenpflegern, weil sie nicht über den Behandlungsverlauf der Verletzten Bescheid wissen? Das kann nur eine Hyäne gewesen sein. Sie erkundigen sich als Stationsarzt beim Patienten, ob die Person schon über die OP aufgeklärt wurde, und sie verneint, obwohl es einen unterschriebenen Aufklärungsbogen gibt? Hier war eine Hyäne am Werk. Sehr ärgerlich und anstrengend.

Dabei kann es aufgrund dieser schlecht ausgebildeten Kommunikationsfähigkeit ganz erheiternd mit Hyänen sein. Ärzte, die diesem Typus angehören, haben nämlich auffällig häufig ein großes Interesse daran, sich mit wechselnden Partnern einzulassen. Leider führt die eingeschränkte Kommunikation nicht selten zu etwas Verwirrung. Ich erinnere mich an das unschöne Aufeinandertreffen von McSexy und seiner Flamme C. aus der Inneren. Dass die Beziehung zwischen ihnen wohl beendet war, fand sie nämlich erst in der Mitarbeitercafeteria heraus, als McSexy mit seiner neuen Flamme A. Händchen haltend an ihr vorbei die Salatschüsseln abtransportierte. Warum Hyänen eine so unglaubliche Wirkung auf die Gefolgschaft haben, ist mir bis heute nicht ganz klar. Vielleicht liegt es am geschmeidigen Gang und dem großartigen schauspielerischen Talent. Hyänen können das Verhalten der Panther nämlich sehr gut nachahmen. Dass sie keine Panther sind, stellt das Gegenüber meist zu spät fest. Mir waren die Ärzte in den teuren Sportwagen schon immer suspekt, aber nicht immer ist das ein Anzeichen, einer Hyäne zu begegnen. Manchmal sind es auch die teuren Motorräder.

Das eigentlich Interessante bei Hyänen ist, dass sie die wandelbarste Kategorie unter den Arzttypen darstellen. Hyänen sind die Schmarotzer, die Kollegen mit den Ellenbogen und die schleimigen Arschkriecher. Genau bis zu dem Moment, wenn jemand an sie glaubt und sie fördert. Wenn Hyänen sich aufraffen können, ihr Leben als ewiger Arzt in Weiterbildung aufzugeben und die

Facharztprüfung bestehen, kann Unglaubliches geschehen. Manche Hyänen werden mit einer verantwortungsvollen Position nämlich ganz langsam zu jungen Bären. Keine ausgewachsenen Bären, aber mit dem Vertrauen eines Chefarztes im Rücken kann sich das Blatt einer Hyäne um hundertachtzig Grad wenden. Mit der Macht werden sie entspannter und lauter. Sie wagen sich in die vorderen Reihen der Mannschaft und ergreifen sogar hin und wieder das Wort. Bereits mehrfach konnte ich diesen Prozess miterleben, es war stets eine wahre Freude.

Verändert sich die Hyäne im Laufe ihres Werdegangs nicht, hat man als Arzt in Weiterbildung leider schlechte Karten. Dann hat man eine Hyäne als Oberarzt. Eine drangsalierende, tretende, nach unten beißende Bestie, die noch dazu lügt, sich alles erlaubt und ihre Macht ausnutzt. Eine Hyäne als Vorgesetzter ist unerträglich. Sie kann einem das Leben zur Hölle machen wie Oberarzt Orthopäde. Jeder Arztbrief musste korrigiert werden, jede Satzstellung verändert, jede Bohrung, jede Schraube, jeder Griff mit der Pinzette im OP wurde kommentiert und für ungenügend erachtet. Eigene Unachtsamkeiten wurden als Fehler der Ärzte in Weiterbildung verbucht. Das ständige Streben des Oberarztes, das Vertrauen und die Zustimmung des Chefarztes zu erlangen, verursachte einen Strudel der Bösartigkeiten. Wir konnten es ihm grundsätzlich nicht recht machen. Nur durch Zuarbeit schafften wir es, ungebissen durch den Arbeitsalltag zu kommen.

Dieser Typus Oberarzt ist meines Erachtens eine Gefahr für alle. Der Chefarzt ist meist glücklich zu machen, wenn sein Team lukrativ operieren kann. Wenn das aber das Ziel ist, landen Patienten auch unnötig unter dem Messer. In der Abteilung verbreiten diese Oberärzte negative Stimmung, und die Ärzte in Weiterbildung fühlen sich ihnen hilflos ausgeliefert.

Ich hatte mit Hyänen als Oberarzt nie wirklich Probleme. Sie wünschen sich Bestätigung und Unterstützung. Meist reicht es, nichts zu sagen, ihnen keinen Widerstand zu bieten. Vielen meiner vor allem männlichen Kollegen fiel das häufig schwer. Gerade junge Panther, die sich beweisen wollten, legten sich häufig mit der oberärztlichen Hyäne an. In diesen ständigen Kämpfen konnte keiner gewinnen.

Weibliche Hyänen sind übrigens nicht zu ertragen. Sie verlassen sich ebenso wie ihre männlichen Artgenossen auf ihr Aussehen, nutzen jeden Schlupfwinkel und kämpfen mit den härtesten Bandagen. Ich habe Hyäninnen kennengelernt, die ihre Kollegen absichtlich hintergingen und mir offen ins Gesicht logen – bei vollem Bewusstsein, dass ich um die Lüge wusste. Fast scheinen weibliche Hyänen noch aggressiver als die männlichen Kollegen zu sein. Eine Hyänin erpresste sogar einmal erfolgreich den Chefarzt, ihr Unterschriften für nicht geleistete Operationen zu geben. Guten Gewissens kann ich behaupten, dass ich nie wieder mit einer weiblichen Hyäne zusammenarbeiten möchte. Sie sind hinterhältig und bösartig. Dass dahinter meist ein gekränktes Selbstbewusstsein mit irren Selbstzweifeln steckt, erzeugt allerdings kein Mitleid bei mir. Vielen Hyäninnen wünschen sich ebenso wie ihre männlichen Artgenossen Vertrauen und Wertschätzung. Leider durfte ich noch nie die Verwandlung einer weiblichen Hyäne beobachten, sodass ich meine Hoffnung auf Besserung der unkollegialen Verhaltensweisen fast begraben habe.

Eine oberärztliche Hyäne, die sich gerade in einen jungen Bären verwandelt, ist hingegen eine wunderbare Sache. Zwar wehren sich diese Ärzte bei Angriffen immer noch mit einem Schlag unter die Gürtellinie, aber sie arbeiten mit unglaublicher Perfektion, es ist schön, ihnen beim Operieren zuzuschauen. Bei McSexy zum Beispiel durfte ich das miterleben. Ich konnte gar nicht anders, als mich für ihn zu freuen. Nach Jahren der Unterdrückung und ausgehaltenen Gehässigkeiten, erfuhr er als Oberarzt zum ersten Mal in seinem Leben Bestätigung und Verantwortung. Er stand in jedem Dienst pünktlich auf der Matte, operierte zu allen erdenklichen Uhrzeiten unermüdlich jeden Patienten. Wenn ich um drei Uhr nachts einen Patienten im Schockraum zu versorgen hatte, musste ich mir keine Gedanken darüber machen, wenn ich McSexy aufwecken musste. Ich wusste, dass er in zwei Minuten gelassen seine Arbeit an meiner Seite erledigen würde. Hatte in einer Nacht hingegen Oberarzt Orthopäde Hintergrund, reagierte er genervt und tauchte auch immer erst frühestens nach fünfzehn Minuten auf.

McSexy hat übrigens auch während seiner Verwandlung als Arzt seinen privaten Lebensstil verändert. Er ist heute glücklich verheiratet, scheint weder C. noch A. mehr hinterherzujagen und ist Vater zweier Kinder, um die er sich rührend kümmert. Oberarzt Orthopäde ist in der Zwischenzeit vom Oberarzt zum Chefarzt aufgestiegen. Für alle meine Kollegen hoffe ich sehr, dass auch er eine Verwandlung durchgemacht hat. Eine Hyäne als Chefarzt wäre für mich ein sofortiger Kündigungsgrund.

Als Patient haben Sie wahrscheinlich noch nie eine Hyäne kennengelernt. Oder zumindest erinnern Sie sich nicht daran. Allerhöchstens können Sie sich noch an einen Arzt erinnern, der kurz da war, aber nichts gesagt hat. Eine Hyäne vergisst man ganz schnell. An einen Bären erinnert man sich eher. An wen sich die meisten Patienten jedoch sehr gerne und lange erinnern, sind die Dr. Brinkmanns der *Schwarzwaldklinik*, die Dr. Derek Shepherds oder Catherine Foxes aus *Grey's Anatomy* und die George Clooneys alias Dr. Ross aus *Emergency Room*. Das sind sie, die Ärzte des Vertrauens.

Die schwarzen Panther unter den Arzttypen. Die Helden in *Scrubs*, die Unfallchirurgen aus dem Lehrbuch, die Notarztjacke lässig über der Schulter hängend, das Selbstbewusstsein größer als die ohnehin schon stolzgeschwellte Brust. Das spektakuläre Charisma ist ihnen in die Wiege gelegt, das ständige Lächeln und das sympathische Zwinkern in ihren Gesichtern festgewachsen. Sie sind die Leader im Team der Ärzte in Weiterbildung, die Sympathischen der Mannschaft. Die Patienten erinnern sich gerne an sie, weil sie sich aufgehoben fühlen und gut behandelt. Man sagt diesen Ärzten eine heilende Wirkung durch die alleinige Anwesenheit nach. Patienten kommen lange Wege gereist, um sich von ihnen behandeln zu lassen, und schwören auf die Therapie von Dr. Panther.

Äußerlich sind sie sehr einfach zu identifizieren. Sie sind attraktiv und groß. Sie bestechen durch ihren Charme. Ihr Schreibtisch biegt sich unter den zahlreichen Geschenken der Patienten, sie müssen zeit ihres Lebens keinen eigenen Wein kaufen. Betreten die Panther den Untersuchungsraum, vergessen viele Patienten, warum sie eigentlich gekommen sind. Der Weißer-Kittel-Effekt ist bei ihnen stark ausgeprägt. Allerdings habe ich auch schon Patienten erlebt, bei denen sich die Beschwerden noch verschlimmerten.

Da war zum Beispiel Patientin S. An drei aufeinanderfolgenden Tagen suchte sie die Notaufnahme auf. »Ist Ihr Kollege Panther denn nicht da? Am Wochenende meinte er zu mir, dass ich unbedingt noch einmal zu ihm kommen solle, wenn es nicht besser wird mit den Schmerzen.« Ich verneinte seine Anwesenheit und bot an, ihre Behandlung zu übernehmen, daraufhin fragte sie sogar nach seinem Dienstplan. Erst als ich ihr die Telefonnummer seiner Ehefrau und seiner Schwiegermutter geben wollte, realisierte sie, dass ich sie nicht ernst nehmen konnte.

Schwarze Panther sind ehrgeizige, schnelle Kletterkünstler. Sie sitzen immer ein wenig höher auf dem Baum, um alles im Blick zu haben und rechtzeitig agieren zu können. Für einen Patienten ist das ein wahrer Traum. Panther sind hervorragende Ärzte. Sie fühlen sich wahrlich berufen für diesen Job. Sie sind nett und liebenswürdig, empathisch und gut ausgebildet. Meist tragen sie eine

Unmenge an Zusatzbezeichnungen auf ihren Namensschildern, operieren sehr gut und bilden sich ständig fort. Ihre selbstbewusste und tatkräftige Art beschert ihnen verdient Konzertkarten, Einladungen zu Fußballspielen oder Gutscheine für Abendessen in teuren Restaurants, mit denen sich die Patienten bedanken. Sie sind Strategen der Extraklasse und tarnen ihre eigentliche Motivation hervorragend. Als Kollegin ist es anstrengend, wenn dir ständig ein schleichender Sprinter in den Nacken atmet.

Panther wissen genau um ihre Wirkung und nutzen sie für die Planung der Wochenenddienste, der Fortbildungstage, der Urlaube und der fehlenden Operationen im Weiterbildungskatalog. Nächtliche Venenverweilkanülen werden bei ihnen schon mal von Gesundheits- und Krankenpflegern gelegt (diese nervige Aufgabe wird eigentlich von Ärzten erledigt, weil die Pflege sich in den meisten Häusern weigert, sich das auch noch aufzuhalsen), und das Personal der Notaufnahme lässt den lieben Doktor Panther nachts auch mal eine Stunde länger schlafen, bevor es ihm den betrunkenen Patienten aus Kabine zwei meldet. Die Chefsekretärin erledigt manch nervigen Papierkram für den Panther und verschönert ihm den Morgen mit einem Kaffee oder einem Stück selbst gebackenem Kuchen. Die Panther gehen kompromisslos ihren Weg. Wenn etwas nicht so läuft, wie sie sich das vorstellen, kann es durchaus auch mal brüllende Panther geben.

Ich erinnere mich an ein Paradebeispiel für Pantherverhalten in einem Winter mit Glatteis und Schnee. Ein Traum für die Unfallchirurgie. Es mussten Oberschenkelhalsbrüche, Oberarmbrüche und Unterarmfrakturen geplant werden. Die Stationen waren überfüllt, wir nutzten die Betten der anderen Stationen und hatten einen OP-Saal mehr als sonst. Aber nicht mehr Ärzte. Also wurde verhandelt: Wer darf mit welchem Oberarzt in den OP-Saal 1 bis 4. Wer darf was operieren, in welchem Weiterbildungsjahr darf wer dieses oder jenes. So viele ausgefahrene Ellenbogen, grinsende und enttäuschte Gesichter sieht man selten auf einmal. Der diensthabende Radiologe kotzte schon angewidert in die Ecke. Ich war leider außen vor, weil ich in der Notaufnahme eingeteilt war.

Kollegin Frischling wurde natürlich sofort mit Oberarzt Superwichtig in den Saal gesteckt: Haken halten und auf keinen Fall selbst operieren. Das Verhandlungsgeschick von Kollege Oberfeldwebel, einem Bär, war unterirdisch. Er sprach, bevor er dachte, also gehörten ihm Radiusfrakturen 0815/1 und 0815/2 zusammen mit Oberarzt Orthopäde, der einem das Skalpell aus der Hand nimmt, weil er selbst so selten die unfallchirurgischen Frakturen operiert.

McDreamy hingegen war der Verhandler schlechthin. Er war informiert. Er wusste, welche Frakturen am Vortag und über Nacht reingekommen waren und wartete ab. In klassischer Pantermanier musterte er alle und ermutigte Kollege McSexy, sich in Saal drei einteilen zu lassen zu Oberschenkelhalsbruch auf Oberschenkelhalsbruch. Zusammen mit Oberarzt Super, aber auch mit OP-Schwester B. Die machte den Job schon seit dreißig Jahren und konnte McSexy nicht leiden. Nur wusste McSexy wohl noch nichts von dieser OP-Schwester.

Übrig blieben hundert Patienten auf den Stationen und zwei Unfallchirurgen. Neben McDreamy war da noch Kollege Superman, eine Maus. McDreamy bewegte sich nun schleichend vorwärts zu seinem Ziel.

»Ich kann natürlich auch auf den Stationen helfen. Dann gehe ich doch für Punkt eins und zwei in den Saal und du für Punkt drei und vier. Nach den ersten zwei Punkten helfe ich draußen weiter.« Kollege Superman nickte dankend über den vermeintlichen Kompromiss, obwohl er wusste, dass er damit eine mörderisch lange Visite vor sich hatte. McDreamy hingegen hatte natürlich auch auf dem Schirm, dass Punkt eins eine distale Oberschenkelfraktur war, Punkt zwei eine komplette Unterschenkelfraktur – und der verbliebene Oberarzt Graubart, der gutmütige Bär. Diese Frakturen stehen nicht jeden Tag auf dem OP-Plan. Aber wir brauchen sie für die Facharztanerkennung. Der Chef klopfte McDreamy nach Besprechungsende anerkennend auf die Schulter. Der Panther hatte wie immer sein Ziel erreicht.

Bei Panthern ist es ganz entscheidend, ob sich unter ihrer schwarzen Form das Fell eines Jaguars oder eines Leopards verbirgt, denn die wahre Identität hält er immer verborgen. Beide haben eine rosettenartige Fellzeichnung, die aufgrund einer Genmutation nur auf den zweiten Blick zu erkennen ist. Der Jaguar ist größer und massiger und hat die größte Beißkraft aller Raubkatzen. Leoparden sind etwas kleiner und müssen auch mal auf der Hut vor größeren Raubkatzen sein. Beide Pantherarten leben weit voneinander entfernt: Jaguare in Südamerika, Leoparden in Afrika und Asien. Das ist bei den Arzttypen nicht anders. Die zwei Pantherarten könnten auf den zweiten Blick nicht unterschiedlicher sein.

Der Jaguar unter den Panthern hat eine ganz andere Motivation hinter seiner charismatischen Fassade als der Leopard. Jaguare sind meist Ärzte mit Luxuskarossen, die ihre Arztpraxen zu einer geldspeienden Maschinerie aufbauen. Sie arbeiten genauso hart wie Leoparden oder Dinosaurier, sie sind absolute Workaholics. Sie sind nett und freundlich, sympathisch, charismatisch, elegant und zugewandt. Dass sie Autos fahren, die locker dem Preis eines ländlichen Einfamilienhauses entsprechen, ihre Schuhe Sonderanfertigungen aus Krokodilleder sind und die Praxis einem Schönheitssalon gleicht, fällt vielleicht erst auf den zweiten Blick auf. Der Hang zur Selbstdarstellung dürfte etwas offensichtlicher sein. Ich möchte ihnen überhaupt nicht ihre Kompetenz absprechen. Aber nach dem intensiven Studium der Jaguare in ihrem natürlichen Habitat bin ich überzeugt, dass die wirtschaftliche Seite ihre Hauptmotivation darstellte. Ist ja auch kein Wunder. Baut man sich ein riesiges Schloss, stellt eine Fußballmannschaft ein und verfügt über jeglichen Schnickschnack, den die Medizinindustrie auf den Markt wirft, muss man das erst einmal abbezahlen.

Allerdings vergessen Jaguare bei der maximal wirtschaftlich ausgerichteten Arbeitsweise hin und wieder das Patientenwohl. Sie sind nicht nur als selbstständige Ärzte in Niederlassung anzutreffen. Jaguare gibt es auch als Chefärzte, Oberärzte oder Ärzte in Weiterbildung. Viele der Chefärzte sind dazu gezwungen, sich in Jaguare zu verwandeln. Zumindest, um ihre Position als Chefarzt zu behalten. Da am Ende die Betriebswirtschaftler im Krankenhaus das Sagen haben, muss sich ein Chefarzt immer auch an der Wirtschaftlichkeit seiner Abteilung orientieren. Gibt er zu viel Geld für Personal, Instrumentarium, Prothesen, Material und so weiter aus, hat er im nächsten Jahr eine Stelle weniger in seiner Abteilung. Eine Stelle weniger bedeutet aber meist auch weniger Patienten, weniger Betten, weniger Macht. Nur wer entsprechende Zahlen liefert, kann Bedingungen stellen und die eigene Position sichern. Ein Teufelskreis.

Leoparden sind schwarze Panther, deren Hauptmotivation nicht der gefüllte Geldbeutel ist, sondern die beste Medizin. Dennoch gehören sie glasklar in die Gruppe der Panther, weil sie über das Charisma und das beruhigende Lächeln dieser sympathischen Ärzte verfügen. Sie wollen gut sein, patientenorientiert arbeiten, eine gewissenhafte und menschliche Medizin praktizieren. Leoparden wünschen sich Zufriedenheit. Oft findet man sie in den Reihen der Hausärzte und niedergelassenen Fachärzte. Sie haben immer ein offenes Ohr, finden sich auf jedem Terrain zurecht und kommen mit allen klar. Ihr Geruchs- und Gehörsinn ist ausgezeichnet, auch in nächtlichem Dämmerlicht sehen sie hervorragend. Sie sind geduldig und erbringen oft unglaubliche Leistungen, um an ihr Ziel zu kommen. Dank ihrer Fähigkeit, mit allen kommunizieren zu können, liegen sie meist in luxuriöser Lage auf einem schattigen Ast. Nur selten müssen sie sich mit anderen Großkatzen um die Beute streiten. Dann allerdings ziehen sie meist den Kürzeren.

Die weiblichen Artgenossinnen unterscheiden sich im Charakter nur wenig von den männlichen. Allein die Tatsache, dass sie weiblich sind, verändert jedoch ihre Wirkung. Der Weißer-Kittel-Effekt ist bekanntermaßen etwas geringer ausgeprägt, dennoch stehen sie den Panthern in nichts nach. Ihre selbstbewusste, zugleich zugängliche und freundliche Art macht sie zu allseits beliebten Kolleginnen. Die Patienten erinnern sich vielleicht nicht an ihre Namen, fühlen sich aber bestens aufgehoben. Sie finden sich in allen Teams schnell zurecht und gewinnen das Vertrauen der Personen in verantwortungsvollen Positionen. Neid und Missgunst ihnen gegenüber habe ich allerdings nur selten erlebt. Dafür sind sie viel zu nett.

Als Patient sind Sie sowohl beim Leopard als auch beim Jaguar gut aufgehoben. Panther sind sehr gut ausgebildet und kennen meist jegliche therapeutische Option. Ich persönlich fühle mich bei Leoparden besser aufgehoben. Ärzte, deren Motivation patientengerechtes Arbeiten ist und nicht der wirtschaftliche Aspekt, sind mir einfach sympathischer. Nichtsdestotrotz fühlen sich viele Patienten bei Jaguaren sehr wohl. Denn nur dort erhalten sie auch sofort die weltweit maximal möglichen Therapieoptionen.

Schwarze Panther sind grundsätzlich Einzelgänger und nur an bestimmten Tagen dazu bereit, sich mit anderen zu verbünden. Nebenbei bemerkt gilt das eigentlich für alle erwähnten Arzttypen bisher – Bären, Dinosaurier oder Hyänen habe ich noch nie an einem runden Tisch sitzen sehen. Ein grundsätzliches Problem, auf das ich in Kapitel neun eingehen werde. Insgesamt habe ich es bisher nur selten erlebt, dass Ärzte sich zusammenschließen und gemeinsam ein Ziel verfolgen. Dann waren es jedoch meist Leoparden, die hilfsbereit, mit kühlem Kopf, wie ein Fels in der Brandung für ihre Ziele einstanden. Neben ihnen findet man am ehesten noch ein paar Mäuse.

Es gibt viele Mäuse unter den Ärzten. Sie sind meist gräulich unauffällig, von der Statur her eher klein und zierlich. Sie haben ihren ganz eigenen Charme, sind meist gut gelaunt, fleißig und effizient und für alles zu haben. Die Mäuse arbeiten sicher und konzentriert, ohne Gegenleistungen zu erwarten. Sie leben nicht auf großem Fuße, hauen selten auf die Pauke und können sich nicht so gut wehren, wie die anderen, weshalb sie es schwer haben in der Ärzteschaft. Mäuse halten schwere Situationen einfach aus. Sie sind sensibel, nehmen vieles persönlich und ziehen sich bei einem Angriff in ihre kleine Höhle zurück.

Viele Ärzte sind am Anfang ihrer Weiterbildung Mäuse, ganz einfach weil sie der Verhaltenskodex dazu macht. Erst im Verlauf der Ausbildung stellt sich heraus, wer sie wirklich sind. Mäuse haben also ähnlich wie Hyänen ein großes Verwandlungspotenzial.

Im Arbeitsalltag fallen Mäuse nicht besonders auf. Sie sitzen still auf ihren Plätzen, äußern sich nur auf Nachfrage, sind flink und zuvorkommend. Die Stationsarbeit ist meist von Geisterhand erledigt; kommst du aus dem OP, sind alle Entlassungsbriefe geschrieben und die Patienten über ihre weitere Behandlung informiert. Patienten hingegen wundern sich, warum ein Gesundheits- und Krankenpfleger eine OP-Aufklärung übernimmt. Oder fragen sich gar, ob das wirklich der Arzt bei der morgendlichen Visite war. Die Mäuse unter den Ärzten müssen am häufigsten Stellungnahmen schreiben, warum eine ganze Woche kein Arzt auf Station war – ja, es gibt wirklich Patienten die sich so lautstark beschweren, dass wir uns erklären müssen.

Dabei ergeht es männlichen wie weiblichen Mäusen ähnlich. Mäuse nehmen sich selbst nicht besonders wichtig, ihre Doktortitel und glorreichen Zusatzbezeichnungen lassen sie einfach unter den Tisch fallen. Selbstbeweihräucherung ist nicht ihr Fachgebiet.

Sie sind nicht besonders eitel: Ihre Arztkittel vergessen sie meist im Zimmer, ihre Kleidung ist bequem. Mäuse sind sich für nichts zu schade. Sie erledigen die Drecksarbeit, ohne zu meckern, und akzeptieren die schlechtesten Arbeitsbedingungen. Dabei haben sie das Herz am rechten Fleck und sind immer hilfsbereit. Mit Leoparden können sie toll zusammenarbeiten, mit Hyänen hingegen wird es schwierig. Mäuse sind gewissenhafte Ärzte ohne die Aura der charismatischen Panther. Leider verfügen sie auch nicht über die Gutmütigkeit der Bären. Dafür haben sie die sagenhafte Fähigkeit, überall einfach unauffällig durchzurutschen.

Mit Mäusen zusammenzuarbeiten, hat mir immer große Freude bereitet. Mein einziger Wunsch: Dass sie sich mehr für sich selbst einsetzen. Aber das ist nicht die Art der Mäuse. Werden sie im OP-Plan vergessen, weil der einteilende Oberarzt sie einfach übersehen hat, wehren sie sich nicht wütend wie Panther. Nein. Mäuse fragen sich zuallererst, ob sie einen Fehler gemacht haben und warten dann ein halbes Jahr auf die nächste Möglichkeit. Als Kollegin konnte ich mich immer auf ihre gewissenhafte, konstruktive Arbeitsweise verlassen. Als Patient dürfte es Ihnen ähnlich gehen. Solange Sie auf überschwänglichen Small Talk bei der Behandlung und den Effekt des weißen Kittels verzichten können, werden Sie in der Maus einen fleißigen Arzt finden, der gerne und überall hilft.

Privat kann man mit Mäusen den Spaß seines Lebens haben. Zu jeder Schandtat bereit, tanzen sie auf den Tischen und machen die Nacht zum Tage. Sie sind im Arbeitsalltag eher still, bringen aber jede Party zum Überkochen.

Nachdem ich nun eine Kategorisierung für Arzttypen vorgenommen hatte, wusste ich, wie ich einfacher durch meinen Arbeitsalltag kommen konnte.

Ich bin eine klassische schwarze Pantherin, genau genommen eine Leopardin. Mit Bären, Mäusen und Leoparden kam ich immer sehr gut zurecht. Meine Artgenossen, die Jaguare, sind mir zwar sehr ähnlich, aber mittlerweile habe ich gelernt, dass wir auf unterschiedlichen Kontinenten leben. Im direkten Konkurrenzkampf habe ich häufig gegen Jaguare verloren, sodass ich mittlerweile den direkten Kontakt vermeide. Mit Dinosauriern komme ich nicht sonderlich gut zurecht, im Notfall suche ich nach einem Fluchtweg oder einer Ablenkungsstrategie. Mit Mäusen und Bären arbeite ich am liebsten. Der Umgang mit Hyänen fällt mir am schwersten. Ihre ständige Anwesenheit beunruhigt mich. Ich hasse es, wenn ich mich nicht auf jemanden verlassen kann. Aber durch diese Kategorisierung habe ich gelernt, dass ich von einer Hyäne keine Verlässlichkeit erwarten kann.

Ich versuche, meine Dienste so zu legen, dass ich am wenigsten Reibungspunkte mit den anderen Ärzten habe. Mit McSexy, der Hyäne, konnte ich nie besonders gut zusammenarbeiten, auch wenn ich keinen Streit mit ihm hatte. Also stellte ich mich von vorneherein darauf ein, alle Arbeit selbstständig zu erledigen. Der gemütliche Kollege Oberfeldwebel, ein Bär, hingegen arbeitete ausgesprochen effizient mit McSexy.

Ist Radiologe J. im Dienst, empfehle ich vielen Patienten von vorneherein, am nächsten Tag wiederzukommen. J. ist nämlich ein Dinosaurier. Mit ihm werde ich niemals nachts über eine Diagnostik diskutieren, die nicht zwingend sofort notwendig ist. Ist hingegen Radiologin A. im Dienst, kann ich eine CT-Diagnostik zur Planung der operativen Versorgung auch noch um drei Uhr nachts anfordern. A. ist eine Maus und wird sich immer dazu bereit erklären.

Meist kann ich Ärzte sehr schnell in diese Kategorien einordnen, einfach intuitiv. Sowohl als Arzt als auch als Patient müssen Sie nur Ihrem Gefühl nachgehen. Dabei ist es sehr wichtig, dass Sie sich selbst kennen.

Als Patient haben Sie die freie Arztwahl. Fühlen Sie sich bei einem Arzt wohl, der mit Ihnen über die letzten achtzehn Löcher auf dem Golfplatz redet, während er Ihnen für Ihre Arthrose im Kniegelenk nicht nur ein Schmerzmittel verschreibt, sondern Ihnen zugleich auch noch eine Akupunkturbehandlung, die Injektion von Hyaluronsäure und Eigenplasma empfiehlt? Dann suchen Sie sich einen Panther. Wissen Sie um Ihre eigene Ängstlichkeit und dass der Besuch beim Arzt Sie stets beruhigen kann, weil derjenige sich Zeit für Sie nimmt, dann sollten Sie sich einen Bären suchen. Ist Ihnen der kommunikative Aspekt bei einem Arztbesuch nicht wichtig, sondern reichen Ihnen die notwendigen Fakten, ist eine Maus perfekt. Dinosaurier sollten Ihre Anlaufstelle sein, wenn Sie selbst einige akademische Grade auf ihrer Visitenkarte stehen haben und sich in hierarchischen Strukturen wohlfühlen.

5 Patientenpersönlichkeiten – Können Raben mit gebrochenem Flügel fliegen?

Die Beziehung zwischen Arzt und Patient ist wichtig bei der Behandlung von Krankheiten. Kommunikation ist das A und O. Falls ich einen Patienten mal nicht nach seinen Beschwerden befragen kann, erschwert es meine Arbeit sehr. Und wenn Patienten die Therapievorschläge des Arztes nicht verstehen, behindert es ihre Genesung erheblich: Patient G. vergisst die Hörgeräte, Patientin S. hat die Hörgeräte nicht eingeschaltet, Patient U. versteht keine der Sprachen, die ich sprechen kann, und Patientin A. ist so dement, dass sie meine Fragen bereits beim Zuhören vergessen hat.

G. kann ich anschreien, damit er mich versteht, S.´ Hörgeräte kann ich einschalten. Die Lautstärke ist auch ein generelles Problem, das wir nicht in den Griff kriegen. Die Notaufnahmen sind völlig überfüllt, Großfamilien warten auf ihre Schützlinge, nachts hallen die Hilferufe der dementen Patienten über die Flure, während die anderen Patienten wütend und übermüdet ihre Ohropax durch die Gegend werfen.

Im Vergleich ist es einfacher für U., irgendjemanden im Krankenhaus zu finden, der seine Sprache spricht. Unsere Kliniken sind zum Glück total international. R. zum Beispiel arbeitet in unserer Cafeteria, ich rufe ihn ständig an. Er spricht nämlich sieben

Sprachen, darunter auch einige seltene. In meiner eigenen Abteilung ist ganz Europa vertreten, dazu einige Ärzte aus arabischen und afrikanischen Ländern. Die Übergabe der Internisten erfolgt an manchen Tagen sogar auf Rumänisch oder Ungarisch. Das erleichtert viele Situationen im Arbeitsalltag. Trotzdem kann es natürlich auch problematisch sein. Patient L. zum Beispiel beschwerte sich schriftlich bei meinen Kollegen in der Inneren. Die behandelnden Ärzte hatten sich wohl an seinem Patientenbett auf Serbisch unterhalten. Leider hatten die Ärzte vergessen, den Patienten auch auf Deutsch mit einzubeziehen, und L. wurde entlassen, ohne dass man mit ihm gesprochen hatte. Seine Therapieempfehlung musste er im Entlassungsbrief nachlesen, der selbstverständlich auf Deutsch geschrieben war.

Zur fremden Sprache kommen manchmal auch Unsicherheiten dazu. Mein neuer Kollege auf Station, J., bejahte grundsätzlich, meine Anweisungen verstanden zu haben, erledigte dann aber nichts davon korrekt. Bis ich herausfand, dass er mich nicht verstand, weil ich einfach zu schnell sprach, dauerte es allerdings drei Monate. In diesen drei Monaten ging ich davon aus, dass er es nicht besser wusste oder faul war. Blöd gelaufen.

Unter Kollegen ist die Kommunikation ohnehin keine einfache Sache, dazu kommt noch die Problematik mit den Arztpersönlichkeiten. Mit Kollege J. habe ich nicht nur das Problem, dass ich langsam sprechen muss, um verstanden zu werden. J. ist auch noch eine Hyäne. Er spricht dementsprechend selten mit mir, und die Hälfte des Tages kann ich ihn nicht finden. Sind wir gemeinsam auf einer Station eingeteilt, gibt es somit viele Probleme durch fehlende oder falsche Kommunikation.

Bei der Kommunikation zwischen Arzt und Patient sind die Sprachbarriere und die Lautstärke nicht die einzigen Probleme. Dazu kommt dank der niedrigen deutschen Alkoholpreise die große Anzahl betrunkener Patienten in der Notaufnahme.

Nachts behandle ich – typisch für eine Unfallchirurgin – sehr häufig Patienten, die alkoholisiert gestürzt sind: sturzbesoffen eben. Viele werden auf der Straße aufgelesen, haben randaliert oder sich gestritten. Andere sind alkoholisiert mit dem Auto gegen einen Baum gefahren oder die Treppe hinabgestürzt oder mit der Augenbraue auf dem Nachttisch gelandet.

Alkoholisierte Patienten lallen, laufen weg, können einfachste Anforderungen nicht ausführen oder haben eine Frage sofort wieder vergessen. Ist jemand alkoholisiert auf den Schädel gestürzt, können wir die Person neurologisch nicht adäquat beurteilen. Ob sie bewusstlos war oder nicht, sich an das Sturzereignis erinnern kann oder nicht, meist können wir das nicht feststellen. Auch nicht, ob die Person sich aufgrund des übermäßigen Alkoholspiegels im Blut oder aufgrund einer Blutung im Kopf mehrfach erbricht.

Als Unfallchirurgin lernst du allerdings recht schnell, damit umzugehen. In den meisten Fällen lassen wir eine Computertomografie des Schädels erstellen, um eine Blutung auszuschließen. Viele der Alkoholiker kennen die notwendigen Prozeduren im Krankenhaus, die wir bei einem Sturz durchführen müssen. Jeder Unfallchirurg kennt seine Alkoholiker mit Namen. Monatelang tauchen immer die gleichen Gestalten auf und holen sich ihre Extradosis Strahlenbelastung. Sie erdulden diese Untersuchung, bei der sie einige Zeit still liegen müssen, trotz ihres Alkoholspiegels. Sehr wahrscheinlich erhöht sich damit auch ihr strahlungsbedingtes Risiko für die Entstehung von Tumoren oder eines grauen Stars. Aber unsere Leitlinien sind in diesem Fall glasklar. Nur weil der bereits bekannte Alkoholiker sich verhält wie immer, ist es noch lange kein Grund, auf die Diagnostik zu verzichten. Auch nicht, wenn er oder sie bei drei Promille kaum betrunken wirkt und bis auf eine Wunde am Schädel keine Auffälligkeiten zeigt. Eine übersehene Blutung im Schädel ist lebensgefährlich.

Die meisten geübten Alkoholiker wehren sich auch deshalb nicht gegen die Untersuchungen, weil sie sich nur ungern daran erinnern, was passiert, wenn sie sich weigern. In der Regel diskutiere ich erst einmal lange mit den Patienten, die sich gegen eine dringend nötige Untersuchung wehren. Werden sie wütend und aggressiv, rufe ich die Polizei in die Notaufnahme. Verlässt der Patient gegen meinen Rat ohne Untersuchung die Notaufnahme, informiere ich die Polizei darüber, dass die Person sich in einer potenziell lebensgefährlichen Situation befindet. Dann müssen die Beamten leider den Patienten suchen, und auch die Untersuchung findet in Polizeibegleitung statt. Da wird dann deutlich weniger diskutiert.

Natürlich ist es das Recht des Patienten, eine Untersuchung abzulehnen. Sofern die Person wach und bei klarem Verstand die Entscheidung trifft, auf ärztliche Untersuchungen zu verzichten. Dann erkläre ich ihr die potenziellen Risiken und gebe ihr das auch schriftlich als Ausdruck. Den unterschreiben der Patient und ich, damit ist es rechtsgültig.

Ein alkoholisierter Patient hingegen ist leider nicht zurechnungsfähig, damit ist seine Unterschrift auch nicht rechtsgültig. Lasse ich ihn ohne eine CT-Untersuchung nach Hause gehen, seine Frau findet ihn am Morgen tot im Bett, und die Obduktion ergibt als Ursache eine Hirnblutung, bekomme ich vor Gericht große Probleme wegen unterlassener Hilfeleistung. Selbst wenn diese Situationen für uns Diensthabende wahnsinnig lange dauern, sehr anstrengend sind und viel Personal binden, gehe ich auf keinen Fall ein Risiko ein – weder für den Patienten noch für mich als Ärztin.

Wenn die äußeren Umstände ideal sind, sprich, Arzt und Patient sind der gleichen Sprache mächtig, es gibt ausreichende Hör- und Sprachfähigkeit, dann ist die Kommunikation meiner Erfahrung nach am allerschwierigsten.

Manche Patienten hören dir überhaupt nicht zu, andere wiederum verstehe ich nicht, obwohl sie meine Sprache sprechen. So kann es passieren, dass wir munter aneinander vorbeireden. Stellt der Patient zum dritten Mal in Folge die gleiche Frage, muss ich davon ausgehen, dass die Person meine Antwort nicht verstanden hat – oder sie nicht hören möchte. Frage ich den Patienten dreimal hintereinander das Gleiche, gehe ich davon aus, dass er meine Frage nicht versteht oder ich seine Antwort nicht. Da das Hauptproblem in unserem Gesundheitssystem und überhaupt überall Zeitmangel zu sein scheint, schafft sich jeder Arzt irgendwann sein eigenes System der Kommunikation.

McSexy, die Hyäne, ist dazu übergegangen, einfach gar nicht mehr zu kommunizieren. Er führt seine Visite morgens um 7 Uhr durch, wenn die meisten Patienten noch im Halbschlaf sind. Bei den wachen Patienten blickt er in seine Patientenkurven und nuschelt Unverständliches in seinen Bart, sodass jeder Patient wegen vermeintlichen Desinteresses seine Frage abbricht oder irritiert die begleitenden Gesundheits- und Krankenpfleger um eine Antwort bittet.

Der Gefäßchirurg, mit dem ich häufig in der Notaufnahme zusammentreffe, ist ein Arzt, den ich eigentlich gar nicht als Kollegen bezeichnen möchte. Bisher habe ich ihn in allen Situationen mit seinen Patienten nur schreiend erlebt. Er stellt nie Fragen, überspringt die Anamnese, macht seine Untersuchungen mit dem Schallgerät und antwortet auf fragende Gesichter lediglich mit »OP«. Wagen die Patienten es, nach dem Zeitpunkt für die OP zu fragen, hört man nur noch unverständliches Gebrüll aus seinem Zimmer. Auch eine Art der Kommunikation.

Die meisten Ärzte jedoch, versuchen immerhin ein Mindestmaß an Kommunikation herzustellen.

Durchschnittlich unterbrechen Ärzte ihre Patienten nach elf bis vierundzwanzig Sekunden. In dieser Zeit hat der Patient nicht einmal seinen ersten Satz beendet.

Zum einen liegt das Unvermögen von uns Ärzten, richtig mit Patienten zu kommunizieren, daran, dass wir es nie gelernt haben. In meinem Studium gab es immerhin schon ein paar Stunden zum Thema Arzt-Patienten-Kommunikation. Es war ein frei wählbares Seminar im siebten Semester, das wir in Kleingruppen mit Schauspielern abgehalten haben – eine absolut absurde, sinnfreie Veranstaltung. Theoretisch ist das vielleicht sinnvoll, bringt aber herzlich wenig für später, weil du dann niemals mehr Zeit hast, deinen echten Patienten fünfzehn Minuten lang Löcher in den Bauch zu fragen.

In der Klinik habe ich bei der Visite auf einer orthopädisch-unfallchirurgischen Station für zwanzig Patienten maximal eine Stunde Zeit. Für vierzig Patienten zwei Stunden (das ist sicherlich in jeder Klinik etwas anders, das Spektrum der Operationen ist unterschiedlich groß). Drei Minuten pro Patient, in denen ich einen Verbandswechsel machen, Fäden ziehen, untersuchen und Therapieentscheidungen treffen muss. Drei Minuten, in denen ich Medikamente anpasse und mir die Beweglichkeit und Mobilität des Patienten anschaue. Drei Minuten, in denen ich dem Patienten erklären muss, was wir operiert haben, wie unser Therapieplan ist und welche unterstützenden Maßnahmen er oder sie ergreifen kann. Drei Minuten für Aufklärung über einen langen operativen Eingriff oder gar zum Überbringen einer schlechten Nachricht wie einer Krebserkrankung: Das reicht niemals.

In der durchschnittlichen Hausarztpraxis ist das Verhältnis nicht anders. Etwas über sieben Minuten bleiben den Kollegen, um ein Gespräch mit ihrem Patienten zu führen. Sie müssen eine Anamnese erheben, den Patienten untersuchen, einen Therapieplan erstellen, Rezepte ausstellen und Überweisungen drucken. Rechnen wir in diese sieben Minuten mit ein, dass sich eine achtzigjährige Oma erst einmal aus Hose, Socken, Schuhen, Pullover, T-Shirt und Unterhemd schälen muss, fehlen bereits fünf Minuten für den nächsten Patienten. In Schweden liegen übrigens die Zeiten für einen durchschnittlichen Arzt-Patienten-Kontakt beim Hausarztbesuch bei zweiundzwanzig Komma fünf Minuten.

Kein Wunder, dass Ärzte ihre Patienten nicht aussprechen lassen. Eine offene Fragestellung wagt kaum noch jemand. Dabei spart genau das häufig Zeit. Unterbrichst du deinen Patienten sofort, kostet dich das wertvolle Informationen. Die Gesamtkonsultationsdauer wird deshalb nicht geringer, weil der Patient eben immer wieder nachfragen muss. Außerdem glauben einem die Patienten nachher die Diagnose nicht, wenn sie nicht einmal die Hälfte von dem erzählen durften, weshalb sie gekommen sind. Ausreden lassen wäre also schon einmal ein guter Anfang.

Schließen wir nun auch diesen unglaublich wichtigen zeitlichen Aspekt als äußeren Umstand in der Arzt-Patienten-Kommunikation aus, bleiben die eigentlichen Kommunikationsebenen übrig.

Die inhaltliche Ebene ist dabei schon ein großes Problem: Es gelingt uns nicht immer, Medizinersprache in Alltagssprache zu übersetzten. Mittlerweile gibt es sogar Websites, die Arztbriefe in Alltagssprache übertragen, weil die Patienten niemals über ihre Krankheiten aufgeklärt worden sind. Zumindest nicht auf verständliche Weise. Mir selbst fällt es insbesondere bei der Benennung der Körperteile auf. Ich muss mich bei jedem Patientengespräch sehr darauf konzentrieren, nicht die lateinischen Wörter zu benutzen. Erkläre ich einem jungen Mann, dass er eine akute Lumbago hat, schaut er mich ratlos an. Spreche ich von einem Rückenschmerz, der landläufig auch als Hexenschuss bezeichnet wird, ist er sofort hellwach.

Gehen wir nun davon aus, dass ich eine verständliche Formulierung für eine Verletzung gewählt habe, und der Patient es versteht. Jetzt erst beginnt es, spannend zu werden. Denn jetzt entscheidet die Persönlichkeit des Patienten darüber, wie ich meine Kommunikation anpassen muss.

Entsprechend den Arztkategorien, habe ich im Verlauf meiner Weiterbildung zur Fachärztin auch eine intuitive Kategorisierung für Patienten entwickelt. Das ist natürlich ebenfalls keine fundierte Lehre, sondern eine ganz persönliche Beobachtung aus meinem Alltag als Ärztin. Patienten bringen ihre ganz eigene Vorstellung von Krankheit und Gesundheit mit. Je nachdem, wie sie gelernt haben mit diesen Themen umzugehen, reagieren sie auch darauf.

In meinem Patientendschungel gibt es den Raben, den Strauß, den Löwen, die Biene und das Chamäleon. Alle diese Tiere können natürlich in männlicher wie auch in weiblicher Ausprägung vorkommen. Meine Kommunikation mit dem Patienten hängt eklatant davon ab, wen ich gerade vor mir habe. Das gilt nicht nur für meine Formulierungen über die Therapievorschläge, sondern auch für meine Erwartungen an den Therapieerfolg. Selbstverständlich bestätigen auch hier Ausnahmen die Regel, und die Charaktereigenschaften können sich im Verlauf der Zeit verändern. Jeder Mensch ist einzigartig und individuell. Dieses System dient nicht dazu, Patienten für alle Zeiten in eine Schublade zu stecken. Die Schublade muss bei jedem Arztkontakt selbstverständlich aufgezogen und überprüft werden. Trotzdem sind einige prägnante Charaktereigenschaften hilfreich, um mit den Patienten auf einer gemeinsamen Ebene zu diskutieren. Mein Klassifikationssystem erleichtert mir die Gesprächsführung ungemein, dabei vergesse ich nie, dass ein Strauß auch Eigenschaften eines Löwen haben kann.

Medizinisch gesehen gibt es bei dem obengenannten Beispiel der Lumbago, des akuten Rückenschmerzes, mehrere Möglichkeiten der Therapie. Je nachdem, wie beweglich der Patient ist, bekommt er in der Notaufnahme Schmerzmittel in Form einer Tablette, als Tropfen oder Zäpfchen. Ja, Sie haben richtig gelesen. Die gibt es auch für Erwachsene. Im Übrigen haben sie eine supergute, schnelle Wirkung. Speziell bei Zäpfchen ist eine gute informative

Kommunikation über die Anwendung notwendig, vor allem bei den Herren der Schöpfung. Anscheinend haben einige Männer niemals etwas von Zäpfchen gehört und mussten auch nie eines ihrer Kinder damit behandeln. Anders kann ich es mir nicht erklären, wie man vergessen kann, die silbrige Folie zu entfernen. Manche lutschen die Zäpfchen sogar. Das Zäpfchen dürfen sich die Patienten selbstverständlich selbst in der Toilette der Notaufnahme rektal einführen. Das übernimmt keine Gesundheits- und Krankenpflegerin oder Ärztin – auch wenn einige Männer extra nachfragen. Sollte es nicht helfen, gibt es alternativ die Möglichkeit einer Schmerzmittelinfusion über die Vene. Eine Spritze ist keine Alternative, aber das erkläre ich Ihnen später genauer. Bei der weiteren Behandlung zu Hause helfen dann Wärmeanwendungen, Bewegung und Geduld.

Wie geht ein Rabe mit diesem Problem um? Nach meiner Kategorisierung ist der Rabe schwarz, hat einen gebrochenen Flügel und ist stets unglücklich. Im Klinikalltag sind das die Patienten, die keine Krankheit haben, sondern eine Krankheit sind. Sie haben keine Rückenschmerzen, sondern sie sind der Schmerz. Noch Jahre später können sie sich an die Rückenepisode erinnern und führen sämtliche Schicksalsschläge darauf zurück. Sie haben sich in einer dunklen Ecke eingenistet und finden nicht mehr heraus. Rein äußerlich fällt der Rabe sofort auf. Meist trägt er dunkle Kleidung, hält den Blick gesenkt, spricht leise und langsam. Hängende Schultern und gerunzelte Stirn, das Gesicht müde, manchmal schmerzverzerrt, es wirkt eingefallen. Ein Rabe leidet.

Bei einer akuten Lumbago wird ein Rabe zuerst die Schmerztropfen wählen, dann das Zäpfchen und schließlich doch eine Schmerzinfusion haben wollen. Zuallererst wird er jedoch nach einer großen, dicken Spritze fragen. Der Rabe glaubt, dass nur die Spritzen, die ihm wirklich wehtun, eine kleine Linderung bringen können.

Die Injektion eines Schmerzmedikaments in das Muskelgewebe ist eine heute noch häufig angewandte Technik vor allem in orthopädischen und allgemeinmedizinischen Arztpraxen. In der nationalen Versorgungsleitlinie der AWMF (Arbeitsgemeinschaft der wissenschaftlichen medizinischen Fachgesellschaften) steht hierzu sogar eine Negativempfehlung, sprich: Ärzte sollten davon die Finger lassen. Denn mittlerweile wissen wir, dass diese invasiven Maßnahmen zu einer Verlängerung der Krankheit beitragen und zu einer Infektion führen können. Dass diese Verfahren trotzdem nicht aus dem Alltag verschwunden sind, liegt an den Abläufen in einer Arztpraxis.

In der Notaufnahme können wir den Patienten die Schmerzmittel unmittelbar verabreichen, sie gegebenenfalls auf der Liege ausruhen lassen und abwarten. Meist sind die Schmerzen nach einer Stunde mit Tablette, Tropfen oder Zäpfchen deutlich besser, sodass die Person gehen kann. Wenn dem nicht so sein sollte, erhalten die Patienten eine Infusion, legen sich hin und gehen dann eine weitere Stunde später nach Hause. In einer Arztpraxis ist das einfach nicht möglich, dafür hat niemand ausreichend Personal und Platz. Die Praxen müssten Feldbetten aufstellen. Außerdem haben sich viele Patienten in den letzten zwanzig Jahren mit diesem invasiven Verfahren angefreundet. Haben sie Rückenschmerzen, gehen sie eben zum Doktor und erhalten die notwendige Spritze.

Damit werden die Patienten aus ihrer Eigenverantwortung entlassen und bekommen das Gefühl, sich selbst nicht helfen zu können. Das eigentlich harmlose Krankheitsbild wird dadurch verschlimmert – schließlich half nur die Spritze. Wer schon einmal ambulant in einer Arztpraxis gearbeitet hat, wird sich jedoch fast nicht dagegen wehren können. Die Patienten fordern vehement diese Spritzen ein. Lässt du dich darauf nicht ein, führt es zu langwierigen Diskussionen, dadurch verschlechtern sich die Bewertungen im Internet, und der Ruf der Praxis steht auf dem Spiel. In der Notaufnahme ist das anders. Unser »Nein« wird zwar ebenso wenig akzeptiert, aber die Bewertung ist uns Klinikärzten meist egal. Wenn der Patient mit den akuten Rückenschmerzen das nächste Mal eine andere Notaufnahme aufsucht, sind wir sogar dankbar.

Natürlich könnte ich jetzt mit einem Raben über die Notwendigkeit dieser Spritze diskutieren: Eine Episode des akuten unspezifischen Kreuzschmerzes ist harmlos, geht wieder vorbei und lässt sich mit Bewegung, Wärme und geeigneter Schmerzmedikation als Tablette oder in Tropfenform gut behandeln. Ein Rabe wird verständnisvoll nicken, sich bedanken und anschließend nach der Spritze fragen.

Das ist nicht unbedingt rabenspezifisch, sondern auch ein gesellschaftliches Problem. Lösungen, die Geduld erfordern, sind nicht besonders gefragt, wenn alle Waren immer sofort verfügbar sind. Unabhängig von der Anspruchshaltung vieler Menschen, ist ein Rabe nicht unbedingt auf der Suche nach einer sofortigen Besserung. Nicht, dass er sich in seinem Schmerz wohlfühlt, aber ein Rabe ohne ein Problem, ist kein Rabe. Eine harmlose Episode des Rückenschmerzes? Nicht bei einem Raben. Sehr wahrscheinlich kommt er nach der maximal möglichen Schmerztherapie, die er zwei Tage lang ausprobiert hat, wieder, um eine erneute Schmerzinfusion zu verlangen. Dieses Spiel wird sich so lange wiederholen, bis der Rabe eine Kernspintuntersuchung der Wirbelsäule bekommen hat und endlich seine Diagnose weiß: Rückenschmerzen.

Vier bis sechs Wochen abwarten vor einer weiterführenden Diagnostik? Pah, unnötig, diese starken Schmerzen können nur das Schlimmste vom Schlimmsten bedeuten. Aber sollte sich der Arzt doch dazu entschließen, mindestens vier Wochen abzuwarten, ist der Verlauf klar. Der Rabe wird jede Woche auftauchen, nach Schmerzmittel fragen und in der vierten Woche endlich seine

Überweisung für die Kernspintuntersuchung, das MRT, abholen. Was natürlich nur beim niedergelassenen Facharzt und nicht in der Notaufnahme gemacht werden kann. Allerdings taucht der Rabe vielleicht auch gar nicht mehr auf, weil er in der Zwischenzeit zwei weitere Notaufnahmen im Umkreis abgeklappert hat, mindestens einmal auf einem Röntgenbild seiner Wirbelsäule bestanden hat und bei drei Hausärzten war. Hat der Rabe richtig »Glück«, findet einer der behandelnden Ärzte auch noch etwas. Oft stehen in den Befundungen nämlich so Wörter wie Skoliose, Protrusionen oder gar Bandscheibenvorfälle. Dass der akute Rückenschmerz von vor sechs Wochen sehr wahrscheinlich überhaupt nichts mit diesen Wörtern zu tun hat, kann ein Rabe nicht glauben. Jetzt endlich ist er in seinem Element. Wegen seines Rückens, seiner Bandscheiben und seiner Protrusionen – kleineren Unregelmäßigkeiten an der Wirbelsäule – kann er nun nicht mehr laufen, gehen, arbeiten, Sport oder einen Ausflug machen oder seinen Geburtstag feiern. Wenn bloß diese Rückenschmerzen nicht wären.

Hierzu muss man wissen, dass wir wirklich nicht dazu gemacht sind, auf zwei Beinen zu laufen. Ständiges Stehen und sitzen, kaum Bewegung und einige überschüssige Kilos, das führt zwangsläufig irgendwann zu Rückenschmerzen. Die meisten Menschen entwickeln im Laufe ihres Lebens also Bandscheibenvorwölbungen, Abnutzungserscheinungen, leichte Fehlstellungen. Radiologen bei MRT-Untersuchungen sitzen vor riesigen Bildschirmen, betrachten Hunderte von Schnittbildern und schreiben dann allerlei medizinische Fachbegriffe in ihre Befunde. Die wenigsten davon jedoch, könnten überhaupt die Ursache für die akuten unspezifischen Rückenschmerzen sein.

Unspezifische Rückenschmerzen haben keine spezifische Ursache. Wenn Bandscheibenvorfälle oder eine Spinalkanalstenose oder Ähnliches für die Beschwerden verantwortlich sind, sind es spezifische Rückenschmerzen. Diese Schmerzen können wir Ärzte in der körperlichen Untersuchung erkennen, sodass wir keine sechs Wochen warten, um eine bildgebende Diagnostik zu machen. Dass Vorfälle oder andere Erscheinungen an der Wirbelsäule nicht unbedingt Probleme machen, zeigt der Alltag. Mit der Wirbelsäule ist es nicht anders als mit einem Gelenk an der Extremität. Ein Kniegelenk kann im Röntgenbild die größten Abnutzungserscheinungen zeigen, sodass man sofort einen künstlichen Kniegelenksersatz für notwendig hält. Hat ein Patient aber kaum Beschwerden, wird man ihn nicht operieren. Es geht natürlich auch andersherum: Die klinische Symptomatik ist deutlich ausgeprägter, als das Röntgenbild vermuten lässt, sodass früher zu einem Eingriff geraten wird, als bei anderen mit ähnlichem Befund.

Bleiben wir jedoch bei meinem Beispiel des unspezifischen Rückenschmerzes. Kennt man die Raben, möchte man ihnen als Arzt meist gar nicht alle Befunde ausführlich erläutern. Raben werden sich nämlich daran festklammern und sie auswendig lernen. Selbst wenn ich dem Raben erkläre, dass die Befunde harmlos sind und die Therapie die gleiche wie vor der Diagnostik bleibt, wird er von nun an seine zahlreichen Befunde für seine Rückenschmerzen verantwortlich machen.

Einen Therapieerfolg erzielen wir deutlich seltener bei einem Raben als zum Beispiel bei einem Löwen. Einen Raben dazu zu bringen, mit einem gebrochenen Flügel zu fliegen, ist beinahe unmöglich. Aber nur wer aktiv wird, sich bewegt, zur Physiotherapie geht und sich nicht dauerhaft schont, wird Linderung erlangen.

Bemerke ich also, dass ein Rabe vor mir sitzt, wird meine Therapieempfehlung dementsprechend eindrücklich ausfallen. Vorausgesetzt natürlich, dass ich die Motivation besitze, dauerhaft für den Patienten eine Veränderung herbeizuführen. Ist mir das zu anstrengend, greife ich eben zur Spritze, binde ihn mir damit aber auch für längere Zeit ans Bein.

Wer hingegen keine Probleme hat, in die Gänge zu kommen, ist der Löwe. Grundsätzlich eher gemächlich unterwegs, kann er geduldig abwarten, was da auf ihn zukommt. Das bisschen Rückenschmerz? Ach, das wird schon wieder. Wird das Zwicken dann doch etwas unangenehmer, wählt der Löwe den Gang zum Arzt seines Vertrauens, anstatt in die Notaufnahme eines Krankenhauses zu fahren. Rät der Arzt ihm zum Abwarten, willigt er, ohne zu murren, ein und beginnt die Bewegungstherapie auf seinem Fahrrad oder im Schwimmbad. Ein Löwe kann eine ganze Menge aushalten. Geduldig harrt er der Dinge, folgt den Anweisungen des Arztes mit würdevoller Haltung. Löwen haben Mut, sie sind Kämpfer der Extraklasse und Meister der Verteidigung.

Braucht ein Löwe eine künstliche Prothese, weil das Kniegelenk leider nicht mehr mitspielt, sucht er sich am ehesten einen Termin vor den Weihnachtsfeiertagen. Nach drei Tagen wird er sich am Treppengeländer entlanghangeln, nach fünf Tagen die Unterarmgehstützen in die Ecke werfen, die Rehabilitation nach den Feiertagen ambulant beginnen und Mitte Februar Skifahren wollen. Das Tempo ist zwar viel zu schnell, entspricht aber den Vorstellungen des Löwen.

Löwen sind meist kräftig und trainiert. Sie haben einen ordentlichen Händedruck und einen eindringlichen, offenen Blick. Stellt sich einer bei mir in der Notaufnahme vor, werde ich besonders wachsam. Ein Löwe kommt nur bei ausgeprägten Schmerzen, ein wenig Ziehen hier und dort – da dreht er sich nur müde um. Kommt ein Löwe mit Rückenschmerzen, kann man sofort mit der weiterführenden Diagnostik beginnen. Der Löwe kommt sprichwörtlich erst mit dem Kopf unter dem Arm in die Arztpraxis.

Deshalb sind Löwen auch häufig in Begleitung eines Partners. Manchmal ist die Anamnese der Partner sogar zielführender, als den Patienten selbst zu befragen. Denn die grundsätzliche Antwort eines Löwen auf eine Frage lautet: »Hrmpf.« Oder er zuckt mit den Schultern. Partner von Löwen haben es nicht einfach, sie machen sich oft wochenlang Sorgen. Sie müssen ihre Partner regelrecht zum Arzt zwingen, die dann im Behandlungszimmer plötzlich alle Beschwerden negieren.

Stellt sich bei mir ein Löwe mit unspezifischen Rückenschmerzen vor, werde ich hellhörig und gehe besonders sorgfältig vor, um nichts zu übersehen. Wenn ich mir sicher bin, dass die Diagnose stimmt, steht dem Therapieerfolg nichts im Wege. Ein Löwe kommt nicht wieder vorbei, sondern befolgt die aufgetragenen Therapien, überspringt hin und wieder einen Schritt und gibt nicht auf, bis die Schmerzen deutlich nachgelassen haben.

Bei Löwen weise ich in der Therapieempfehlung ganz besonders darauf hin, nicht zu viel zu machen. Also das genaue Gegenteil von der Empfehlung für den Raben. Nach meiner Erfahrung benötigt ein Löwe ganz genaue Anweisungen. Ansonsten wird er schnell übermütig.

Zum Beispiel Herr B.: Er polterte zur Tür meiner Sprechstunde für die Operationsaufklärung herein, seinen Händedruck spürte ich noch eine halbe Stunde später, mit lauter Stimme beschallte er bei geschlossener Türe den ganzen Flur. Er benötigte einen Termin für eine Kniegelenksspiegelung. Sein Innenmeniskus war kaputt und musste operiert werden. Laut Herrn B. durfte der Termin nur am Mittwoch bis 14 Uhr stattfinden, weil er spätestens um 16 Uhr wieder bei der Kollegin S. sein musste. Außerdem müsse er am Folgetag wieder nach Hamburg fliegen, um rechtzeitig zum Wochenende seine Arbeit zu erledigen. Dann stehe nämlich eine Wanderung in die Berge an. Dazwischen fragte er nach, ob die Schwellung bis dahin auch weitestgehend zurückgegangen sei und wieder ansehnlich sei. Viel zu schnell, nicht denkbar.

Ein Löwe, der sich auf der Höhe seiner Leistungsfähigkeit befindet, wird schnell gefährlich. Er kämpft um sein Revier und rennt auch mal mit dem Kopf durch die Wand. Herrn B. erklärte ich, dass das Ergebnis der Operation maßgeblich von ihm beeinflusst sei. Eine Operation kann nur so gut sein, wie es die postoperative Behandlung ist. Ich formulierte meine Erwartungen an ihn ganz eindeutig. Danach war ich mir sicher, dass er seinen Termin in Hamburg streichen und auch die Reise in die Alpen stornieren würde.

Löwen zu behandeln macht sehr viel Spaß. Sie arbeiten gut mit, halten sich an die Vorschriften, aber man muss sie etwas in ihrem Eifer bremsen. Das medizinische Verständnis der Löwen beruht darauf, dass sie Krankheit als eine von ihnen beeinflussbare Situation erleben. Gibt man ihnen klare Grenzen, steht einer erfolgreichen Therapie nichts mehr im Wege.

Ein ähnliches Selbstverständnis für medizinische Belange hat die Biene. Die Biene ist ein emsiges, kleines Wesen, das sich ständig in Bewegung befindet. Sie sucht und gräbt und arbeitet ununterbrochen, um ihren körperlichen Zustand so fit wie möglich zu halten.

Eine Biene wird man selten mit nicht therapierten unspezifischen Rückenschmerzen antreffen. Eine Biene tut alles, um niemals Rückenschmerzen zu bekommen. Sie geht dreimal die Woche zum Schwimmen, viermal ins Pilates oder in die Rückenschule, hat ein Abo für das Gerätetraining in der Physiotherapie, geht prophylaktisch zur Akupunktur, zum Osteopathen, zum Shiatsu, nimmt zahlreiche Nahrungsergänzungsmittel zu ihrer extrem ausgewählten Kost, ist einmal wöchentlich beim Heilpraktiker und einmal im Monat beim Homöopathen. Beim Arzt trifft man eine Biene nur zu Vorsorgeuntersuchungen und für prophylaktische Tipps.

Selbstverständlich wird auch eine Biene irgendwann einmal ein medizinisches Problem haben. Sollten es die unspezifischen Rückenschmerzen sein, kann ich allen Kolleginnen und Kollegen nur empfehlen, alle weiteren Termine am Tag zu verlegen. Denn jetzt wird es zeitintensiv. Sie wird alle therapeutischen Optionen durchdiskutieren. Bienen scheinen ein Extraorgan für das simultane Sprechen und Atmen zu haben. Leider kann ich bei Bienen kein wirklich effektives Kommunikationsmittel anbieten. Bienen muss ich zwangsläufig irgendwann unterbrechen, weil auch ich Grenzen habe. Ich kann weder über bestimmte Ernährungstherapien Auskunft geben, noch bin ich bewandert in den Wirkungen von Mineralien oder Steinen im Trinkwasser.

Bienen brauchen Grenzen ähnlich wie Löwen. Ich mache klare und direkte Ansagen, auf die ich mich im weiteren Krankheitsverlauf beziehen kann. Daher empfehle ich auch nie, dass eine Biene sich bei Bedarf wieder vorstellen sollte. Bienen brauchen einen festen Termin, ein Ziel und eine Aufgabe. Zielloses geduldiges Herumsitzen zählt nicht unbedingt zu ihren Stärken.

Rein äußerlich sind Bienen trainiert oder zierlich, haben eine drahtige Körperstruktur und ein sehr gepflegtes Äußeres. Bienen sind eher gebildet und haben kein Problem damit, großen, auch finanziellen Aufwand für ihre Gesundheit zu betreiben. Deshalb werden Jaguare und Dinosaurier häufiger Patienten dieser Kategorie haben.

Viele Bienen haben einen ausgeprägten Drang, sich vor Krankheiten schützen zu wollen. Diese Bienen der Selbstoptimierung sind meiner Meinung nach durch unsere Gesellschaft entstanden. Prävention ist wirklich wichtig. Wer rechtzeitig das Richtige tut, sein Verhalten ändert, die Ernährung umstellt, Bewegung in den Alltag einbaut, Arbeitsweisen und Schlafverhalten ändert, der kann sein körperliches Wohlbefinden stark beeinflussen. Ein übermäßiges Bestreben dieser Selbstoptimierung ist jedoch auch irgendwie krankhaft. Nicht alle genetischen und umweltbedingten Faktoren, die auf unsere Gesundheit einwirken, lassen sich eliminieren. Wenn es dann doch zu einer schicksalshaften Verletzung oder Erkrankung kommt, ist leider schnell zu viel des Guten. Geduld gehört nun mal zu der Genesung bei fast allen Erkrankungen dazu. Vielleicht führt unser moderner Lebensstil aber auch dazu, dass niemand mehr auf Besserung warten kann. Wenn alles immer verfügbar ist, wird die Geduld nicht unbedingt gefördert.

Es gibt Bienen, die lange ohne ärztlichen Kontakt auskommen, weil sie ihren Bedarf über andere Institute des Gesundheitswesens kompensieren. Trifft man allerdings eine Biene, die auf ärztliche Hilfe angewiesen ist, muss der behandelnde Arzt eine Entscheidung treffen. Wer der Biene Raum gibt, wird am Ende keine Zeit mehr für andere Patienten haben. In der Notaufnahme geht das nicht. Also komplimentieren wir die Bienen mit kurzen Antworten zur Türe hinaus. Die Biene ist mit einem solchen Arztbesuch natürlich nicht zufrieden. Dabei hätte sie durch ihre emsige Aktivität eigentlich die besten Voraussetzungen, die Empfehlungen auch umzusetzen. Da sie aber mit einfachen und wenigen Vorschlägen nicht zufrieden ist, erkenne ich eine Biene meist daran, dass ich die ganze Zeit das Gefühl habe, ihr nicht gerecht zu werden.

Spätestens bei der hundertsten Nachfrage, bin ich mir sicher, es mit einer Biene zu tun zu haben. Oft hilf es schon, die Problematik direkt anzusprechen. Ich erzähle der Biene also, dass ich das Gefühl habe, ihren Anforderungen an mich nicht gerecht zu werden. Die meisten Bienen winden sich, entschuldigen sich vielmals. Um dann anzufügen: »Aber es muss doch noch irgendwas anderes geben, was ich tun kann.«

Jetzt kommt die Sternstunde des wissenden Arztes, um die Biene sanft und sicher in ihren Bienenstock zurückzuführen. Ich weise sie auf ihre große Aufgabe hin. Sie muss Geduld aufbringen, abwarten, optimistisch bleiben und ihre Aktivitäten herunterschrauben. In der Praxis würde ich diesen Patienten krankschreiben. Bienen muss man aus ihrem Arbeitsalltag nehmen, damit sie sich etwas schonen. Von alleine machen sie das nicht. Für Bienen bedeutet, sich zu schonen, immer noch, morgens zehn Kilometer zu laufen und abends ins Schwimmbad zu gehen. Dazwischen erledigen sie ihren Alltag und beschränken sich darauf, nur zwei anstatt vier Körbe Wäsche zu bügeln. Dass sich Bienen mit ihrem zu viel des Guten auch schaden können, ist vielen nicht bewusst. Ihre Symptomatik kann sich dementsprechend lange hinziehen.

Eine Biene mit langjährigen Rückenschmerzen zu behandeln, ist schwer, weil sie die Durchhalter unter den Schmerzpatienten sind. Sie ackern sich ab, optimieren sich selbst, greifen höchst selten auf Schmerzmittel zurück, da sie der Meinung sind, ihr Körper schaffe alles auch ohne chemische Unterstützung. Dabei vergessen sie aber leider lockerzulassen. Irgendwann bricht selbst die Biene ein und empfindet ihren Zustand mit chronischen Schmerzen als aussichtslos. Das muss aber nicht sein. Es funktioniert gut, zumindest bei mir, Bienen kurzfristige Ziele zu stecken. Die therapeutischen Empfehlungen für eine Biene ähneln denen von Löwen: Man muss sie zurückhalten. Um die psychische Komponente bei Bienen gleich mitzubehandeln, sind begleitende Verfahren wie progressive Muskelrelaxation nach Jakobson oder andere Entspannungsverfahren äußerst wirkungsvoll. Zum Glück gibt es inzwischen mit den Modellen der multimodalen Schmerztherapie und rehabilitativen Versorgung eine Möglichkeit, Bienen eine für sie wirkungsvolle Behandlung anbieten zu können.

Während die Bienen das Arztzimmer gar nicht mehr verlassen wollen, geht es den Straußen nie schnell genug. Diese Patientenpersönlichkeiten bekommen wir ganz selten zu Gesicht, Arztbesuche sind für sie der blanke Horror und meist nur durch massiven Druck der Angehörigen möglich. Deshalb trifft man sie auch selten alleine an.

Die meisten Strauße fallen mir schon bei der Begrüßung auf. Ihr Händedruck ist, als hätte man einen toten Fisch in der Hand. Sie senken ihren Blick gen Boden. Bei Augenkontakt weichen sie stets aus oder rutschen wie kleine Kinder auf den Stühlen hin und her. Selten erhält man auf eine offene Fragestellung wie »Was kann ich für Sie tun?« einen zusammenhängenden Satz. Die Äußerung der Beschwerden ist diffus, zerstückelt, daraus lässt sich erst einmal nichts ableiten.

Wenn ich das Gefühl habe, ich könnte es mit einem Strauß zu tun haben, bin ich ganz besonders vorsichtig und plane sofort zehn Minuten mehr ein. Ein Strauß lässt sich nicht hetzen oder in die Ecke drängen. Wenn Ärzte von ihm verlangen, sich kurz zu fassen, verlässt er die Notaufnahme gleich wieder. Auch eine Möglichkeit. Aber vielleicht nicht die beste.

Strauße stecken bei körperlichen Anzeichen von Krankheit zunächst den Kopf in den Sand, buddeln sich ganz tief ein. Eine kluge Strategie. Zumindest vorübergehend. Der Körper hält einiges aus. Irgendwann aber bröselt der Sand, oder der Partner des Straußes schafft es tatsächlich, den Kopf frei zu buddeln. Dann schleift er den schwer kranken Strauß postwendend zum Arzt. Die Diagnose unspezifische Rückenschmerzen gibt es bei einem Strauß fast nicht, bei ihm kann man getrost das Schlimmste annehmen: eine Entzündung an der Wirbelsäule, Wirbelkörperfrakturen oder eine Krebserkrankung. Typischerweise sucht ein Strauß die Notaufnahme freitagnachmittags auf. Gegebenenfalls auch in der Nacht oder am Wochenende. Auf jeden Fall zu einer Randzeit, wenn viel los und die Wahrscheinlichkeit, übersehen zu werden, am höchsten ist. Da die Anamnese bei Straußen im Erstkontakt fast unmöglich ist, maximal der Partner wird da behilflich sein, muss ich mich in diesem Fall auf Blutwerte und die bildgebende Diagnostik verlassen.

Bei unspezifischen Rückenschmerzen machen wir natürlich kein Röntgenbild der Wirbelsäule, dafür ist die Strahlenbelastung einfach zu hoch. Eine gute klinische Untersuchung und die korrekten Fragestellungen zeigen uns Ärzten, wann wir ein Röntgenbild benötigen. Erst wenn sogenannte »red flags« vorliegen, also

Warnzeichen, gibt die Leitlinie ein Röntgenbild vor (mit den Leitlinien der oben angesprochenen AWMF ist der behandelnde Arzt wissenschaftlich, evidenzbasiert auf der richtigen Seite. Auch als Begründung bei Rechtsfragen ist die Einhaltung dieser Richtlinien hilfreich). Die meisten Strauße haben multiple »red flags«.

Strauße zeigen einen sehr typischen Behandlungsverlauf: In atemberaubenden Tempo verlässt er das Krankenhaus und ward nie mehr gesehen, ohne auf eine Therapieempfehlung oder die Bedeutung der Diagnose zu warten. So eilig haben sie es, wieder in ihr sicheres Zuhause zu kommen. Auch wenn es einmal ein harmloser Befund ist, vermutet der Strauß das Allerschlimmste. Einem Strauß ist insgeheim nämlich bewusst, dass er krank ist. Bei harmlosen Krankheiten kein Problem. Vieles geht mit der Zeit wieder vorbei, auch wenn man keine Therapie in Anspruch nimmt. Handelt es sich jedoch um eine Diagnose wie Krebs, die dringend behandelt werden müsste, ist dieses Verhalten natürlich gefährlich.

Deshalb ist es bei Straußen besonders wichtig, empathisch und patientengerecht zu kommunizieren. Eine Biene, ein Löwe und ein Rabe sind da etwas unempfindlicher. Einen Strauß davon zu überzeugen, stationär aufgenommen zu werden und sich operieren zu lassen, ist Schwerstarbeit. Wenn sich ein Patient nach entsprechender Aufklärung dafür entscheidet, sich nicht therapieren zu lassen – auch in Ordnung. Wir Ärzte können immer nur Empfehlungen aussprechen. Entscheiden darf und muss der Patient schon alleine. Bei einem Strauß bin ich mir nur nie sicher, wie viel er am Ende verstanden hat oder ob er nur seiner angeborenen Fluchttendenz folgt.

Wir brauchen also vor allem Geduld: das Gespräch am nächsten Tag wiederholen, einen anderen Arzt hinzuziehen oder die Angehörigen. Denn der Strauß ist, wenn er sich dann endlich zu einer Therapie entschieden hat, ein angenehmer Patient. Er fragt nie nach, hat keine Extrawünsche und befolgt die Anweisungen des Pflegepersonals. Denn sein oberstes Ziel bleibt es, so schnell wie möglich nach Hause zurückzukehren. Aber genau deshalb ist in der stationären Behandlung von Straußen Vorsicht geboten. Sie sind Meister der Vermeidung. Anstatt von ihrem schmerzhaft geschwollenen Bein zu berichten, warten sie schon mal ab, bis sich das Blutgerinnsel im Bein zur ausgewachsenen Lungenarterienembolie entwickelt hat, sodass sie ihre Symptome nicht mehr unter der Bettdecke verstecken können.

Patienten verursachen ab der ersten Anamnese Kosten. Bei einem Strauß werden wegen der Schwere der Krankheit oft teure Maßnahmen veranlasst wie eine Röntgendiagnostik, eine Computertomografie, eine Kernspinuntersuchung, wir ermitteln Blutwerte, fordern eine konsiliarische Beurteilung durch Ärzte anderer Abteilungen an und verbringen viel Zeit mit der Therapieplanung. Flieht der Patient dann vor der operativen Versorgung, wird uns im aktuellen Vergütungssystem die Diagnostik nicht ansatzweise kostendeckend erstattet.

Viele Chefärzte sind deshalb dazu übergegangen, Strauße grundsätzlich schon in der Notaufnahme aufzuspüren, um Kosten zu sparen. Sie halten uns Ärzte dazu an, eine weiterführende Diagnostik nur dann durchzuführen, wenn der Patient grundsätzlich mit einer operativen Therapie einverstanden ist. Ansonsten setzen wir nämlich Tausende Euro in den Sand, in den sich der Strauß dann wieder eingräbt. Diese Sichtweise ist vielleicht nicht ganz patientengerecht, aber sinnvoll. So können unnötige Untersuchungen eingespart werden.

Im Prinzip gilt für alle medizinischen Therapien das Gleiche: Es lohnt sich nicht, nach einem Problem zu suchen, das der Patient überhaupt nicht therapiert haben möchte. Zum Beispiel gibt es Wirbelkörperbrüche, die durch Osteoporose entstehen. Bricht ein Wirbelkörper im hohen Alter ein und wird kleiner, dann kann der Grund dafür einfach die schlechte Knochenqualität sein, es muss keinen Sturz gegeben haben. Im Röntgenbild ist dann nur ein etwas kleinerer Wirbelkörper zu sehen. Ist der Bruch frisch, kann man diesen Wirbel in einer kleinen Operation mit Zement auffüllen und damit eine schnelle, sehr wirkungsvolle Schmerztherapie erzielen. Ist der Bruch alt, ist das keine Option – und sehr wahrscheinlich verursacht er auch nicht den Rückenschmerz. Im Kernspin können wir sehen, wie alt der Bruch ist. Diese teure Untersuchung ist aber natürlich nur dann sinnvoll, wenn der Patient am Ende auch einer operativen Versorgung zustimmt. Wer ohnehin keine OP möchte, für denjenigen ist es unerheblich, wie lange er oder sie schon mit einem Wirbelbruch durch die Weltgeschichte läuft.

Ein anderes Beispiel ist die Vorsorgeuntersuchung und das Screening auf Brustkrebs. Weiß eine Frau, dass sie sich bei einer Krebserkrankung keiner operativen Versorgung und keiner Chemotherapie oder Bestrahlung unterziehen möchte, ist das Screening natürlich sinnlos. Dass sich so ihr Leben stark verkürzen könnte, muss der Patientin allerdings auch klar sein.

Die letzte meiner Patientenkategorien ist das Chamäleon. Sie versprechen immer ein Aha-Erlebnis, denn ein Chamäleon erkennt man erst, wenn die Behandlung fast beendet ist. Es stellt sich mit Rückenschmerzen vor, betet die klassischen Symptomen eines unspezifischen Kreuzschmerzes herunter und erhält die entsprechende symptomatische Therapie. Während das Schmerzmittel wirkt, liegt das Chamäleon auf seiner Liege und ist irgendwie nicht zufrieden. Kurz bevor es nach Hause gehen kann, fällt ihm dann noch ein, dass die Schmerzen doch erst nach einem Sturz aufgetreten sind. Oder dass es zusätzlich noch ganz entsetzliche Bauchschmerzen hat. Vielleicht ist doch auch die Galle das Problem. Die Chamäleons können in kürzestem Abstand ihre Beschwerden ändern. Mal ist es was für die Orthopädie und Unfallchirurgie, dann eher Allgemeinchirurgie, Urologie, Frauenheilkunde oder Innere Medizin. Chamäleons scheinen kein besonders gutes Körpergefühl zu haben und sind häufig in jugendlichem Alter. Als Greise habe ich sie zumindest noch nie kennengelernt.

Chamäleons sind sehr häufig in der Notaufnahme anzutreffen. Sie haben irgendwie immer was, auch wenn sie es nur selten gut zuordnen können.

Um ihre Defizite zu kompensieren, versuchen sie ihren Körper mit Hilfe des Smartphones zu verstehen. Sie glauben alles, was Dr. Google ihnen ausspuckt. Sie suchen sich ihre Diagnose im Web, finden weitere Diagnosen, die zu ihren (diffusen) Beschwerden passen und werden immer unsicherer. Dabei begegnen sie uns Ärzten mit dem größten Misstrauen. Grundsätzlich muss man sie darauf hinweisen, dass sie nicht ungefragt Fotos oder Videos aus der Notaufnahme in soziale Netzwerke übertragen. Das ist tatsächlich ein größeres Problem, als Sie vielleicht vermuten würden. Ich habe Chamäleons schon ihre Fahrt im Rettungswagen dokumentieren, Behandlungsräume filmen und Wunden abfotografieren sehen.

S. zum Beispiel. Er hatte sich in den Unterarm geschnitten und fragte mich, ob er mich filmen dürfe, wie ich seine Wunde nähe. Immerhin hatte er gefragt. Als ich verneinte, versprach er mir eine Extrasequenz auf seinem YouTube-Kanal und eine positive Rückmeldung bei meinem Chef. Ich lehnte ab.

S. war enttäuscht und mutmaßte, dass ich meine Arbeit nicht richtig beherrschte. Herrliche Voraussetzungen für eine gelungene Kommunikation. Er ließ mich die Wunde nähen, verweigerte aber im Anschluss einen Verband. Das Ganze musste dringend abfotografiert und gepostet werden. Live, erklärte er mir, sei sowieso das Allerbeste. S. war in dieser Nacht glücklicherweise zu sehr mit seinem Handy beschäftigt, um sich in ein anderes Tier zu verwandeln. Denn das ist normalerweise das Hauptcharakteristikum des Chamäleons.

Beschäftigt man sich mit den Rückenschmerzen, zwickt es auch noch im rechten Knie, dem linken Unterschenkel, am rechten Auge, und der Ausschlag am Handrücken ist lästig.

Chamäleons sind ein Fass ohne Boden. Wenn man sich jedoch einmal klargemacht hat, dass die meisten Beschwerden kein Notfall sind, sondern eher Befindlichkeitsstörungen, kann man mit ihnen ganz vernünftig umgehen. Chamäleons erwarten nämlich nicht zwangsläufig für alle Beschwerden eine Lösung. Sie wollen vor allem davon erzählen, wahrgenommen und beruhigt werden. Ihnen zuzuhören, reicht oft völlig aus als Therapie. Denn die meisten Chamäleons haben unsägliche Angst, nicht genug Vertrauen in ihren Körper und können seine Symptome gar nicht richtig deuten.

Bei einem Chamäleon empfehle ich, es so lange wie möglich ausreden zu lassen. Wer es unterbricht, lässt es nur einen Teil seiner Geschichte erzählen. Chamäleons werden dann immer wieder nachhaken. Natürlich sollte man diesen Aspekt bei allen Arzt-Patienten-Gesprächen berücksichtigen, aber bei einem Chamäleon führt die Unterbrechung des Redeflusses zu einer riesigen Zeitverzögerung.

Chamäleons haben übrigens kein äußerliches Charakteristikum. Für ihre Behandlung ist es trotzdem entscheidend, welche Art Chamäleon sie sind. Gehören sie eher zu den Unwissenden, ist die Kommunikation einfach. Sobald alle Befindlichkeitsstörungen erläutert sind, ist der Arztbesuch beendet.

So ist es zum Beispiel durchaus keine Seltenheit, Patienten mit wenig Gesundheitskompetenz, zu erklären, dass einmal weicher Stuhlgang noch kein Durchfall ist. Nur alle drei Tage Stuhlgang zu haben, ist auch okay. Ziehende Schmerzen im Kiefer sind auch sehr selten ein Herzinfarkt, wenn man soeben beim Zahnarzt war. Auch wenn Dr. Google das sagt. Schmerzen im Arm nach einem Umzug sind am häufigsten Muskelkater. Chamäleons rufen am

Abend die 112 an, weil sie sich in die Fingerkuppe geschnitten haben, und es blutet. Wenn man draufdrückt, hört es meistens wieder auf.

Die Anzahl der Patienten, die keinerlei Ahnung vom Aufbau und der Funktion ihres Körpers haben, ist beängstigend. Diese Chamäleons sind harmlos. Für sie wären gesundheitsbildende Maßnahmen in den Kindergärten und Schulen sinnvoll.

Allerdings gibt es noch eine andere Art Chamäleon. Diese Persönlichkeiten agieren wie Chamäleons, weil sie zu viel, wenn auch keine wissenschaftliche Gesundheitskompetenz haben. Chamäleons dieser Art sind bestens informierte Patienten. Ähnlich den Bienen kennen sie sich im Dschungel der Medizin und Pseudomedizin bestens aus: Schulmedizin, Homöopathie, Naturheilkunde, anthroposophische Medizin, chinesische und japanische Medizin, Alternativ- und Komplementärmedizin. Der Dschungel ist riesig. Zwickt es im Bauch, hat es seinen Grund in der Lunge, läuft die Nase, muss man zehnmal im Kreis rennen und ein klärendes Gespräch mit der Mutter suchen. Wenn das aber nicht hilft, steckt sicherlich etwas Ernsthaftes dahinter. Ansonsten wäre die Symptomatik doch sicherlich schon nach einem Tag verschwunden, oder? Chamäleons dieser Art haben Angst. Unerträgliche, ständige Angst.

Chamäleons möchten gerne beruhigt werden. Sie möchten alle ihre Wehwehchen zeigen, um auch sicherzugehen, dass dahinter kein Krebs, keine ernsthafte Erkrankung oder ein unerklärliches Phänomen steckt. Deshalb wird jedes körperliche Empfinden überinterpretiert, genauestens begutachtet und geprüft. Woher diese große Angst bei so vielen Patienten rührt, weiß ich nicht. Aber es ist genauso erschreckend, wie die Anzahl der Patienten, die unter mangelnder Gesundheitskompetenz leiden.

Die Kommunikation mit Chamäleons braucht ähnlich viel Zeit, wie die Kommunikation mit einer Biene. Auch wenn ich oftmals erstaunt bin über die Fragen der Chamäleons, macht die Arbeit mit ihnen eigentlich viel Spaß. Einen Patienten glücklich zu machen, indem man ihm erzählt, dass es normal ist, wenn sich der Bauch beim Einatmen nach außen wölbt und keine Fehlformation der Hauptschlagader dahintersteckt, ist ja keine große Arbeit. Irgendwie gehört Aufklärung auch zu unserem Job dazu.

Stellt sich ein Chamäleon in der Notaufnahme mit unspezifischen Rückenschmerzen vor, hilft den Patienten also eher die Aufklärung über die Beschwerden, als die Information über multiple therapeutische Möglichkeiten. Eines jedoch muss einem als Arzt klar sein. Das Therapieziel darf nicht zu hoch gesteckt werden. Das Chamäleon wird sich ohnehin erst im Internet belesen und meine Empfehlungen wahrscheinlich ignorieren. Daher rate ich jedem Chamäleon grundsätzlich, einfach mal das Handy auszulassen.

Bringt man nun diese fünf Patienten- und Ärztepersönlichkeiten zusammen, bietet sich ein unglaubliches Spektakel. Paaren Sie einen Jaguar mit einem Raben, wissen wir alle, wie das ausgeht: Der Jaguar ist nach zwei Minuten fertig, der Rabe hat noch nicht einmal seinen Satz ausgesprochen. Trifft allerdings eine Biene auf einen Jaguar, ist das eine exzellente Partnerwahl. Der Jaguar kann sein ganzes Wissen anbringen, die Biene wird überaus glücklich die Praxistüre hinter sich schließen. Bei Chamäleons sollte besser ein Leopard oder ein Bär die Behandlung übernehmen, und bei Straußen am besten die Maus.

Im Krankenhaus oder in der Notaufnahme kann man sich den behandelnden Arzt nicht aussuchen. Es kommt daher häufig zu hitzigen Diskussionen oder fehlerhafter Kommunikation. Der Patient fühlt sich nicht verstanden, die Ärzte verstehen die Patienten nicht. Im Praxisalltag haben Patienten hingegen die freie Arztwahl. Wenn das Arzt-Patienten-Verhältnis nicht passt, wird die Behandlung immer schwierig. Patienten sollten sich im besten

Fall kennen und wissen, mit welcher Art Arzt sie man am besten zurechtkommen. Möchte man eher wenig Gefasel, wählt man eine Maus oder eine Hyäne. Die sagen einem in wenigen Worten, was bei einem Jaguar oder einem Dinosaurier fünf Minuten Zeit kostet. Ist es einem wichtig, von einem charismatischen Arzt behandelt zu werden, der schon durch seine bloße Anwesenheit eine heilende Wirkung hat, braucht man eben eher einen Jaguar oder einen Dino. Für uns Ärzte sind diese groben Klassifizierungen äußerst zielführend. Merke ich, dass ich einen Strauß vor mir habe, hole ich gerne Kollege Superman dazu. Er ist eine Maus und findet meist noch eine wichtige Information, die ich als Leopardin übersehen habe.

Allerdings war meine Arbeit als Ärztin die Ursache dafür, dass ich selbst zum Raben wurde.

Nach einigen Jahren dauerhafter Anspannung und Einsatzbereitschaft, Einhundert-Stunden-Wochen und fehlendem Ausgleich, war die Unfallchirurgie meine Berufung geworden. Ohne diesen Beruf war ich praktisch nicht mehr existent. Meine Wohnung eine einsamen Insel, in der es grundsätzlich nur etwas ungekühltes Radler und saure Milch gab. Bei den wenigen Treffen mit meinen Freunden konnte ich einzig und allein von der Arbeit erzählen.

Sie bot auch die passende Ausrede für alle Abende, an denen ich hundemüde auf dem Sofa eingeschlafen bin. Ohne mir die Zähne zu putzen oder die Schuhe auszuziehen. Mein Beruf entschuldigte plötzlich alles. Feierte meine Oma ihren 85. Geburtstag, hatte ich entweder Dienst oder war nach dem Dienst zu müde, um die lange Strecke zu fahren. Suchte eine Freundin nach Helfern für den Umzug, antwortete ich erst gar nicht. Die anderen würden es schon verstehen.. Ich war schließlich Ärztin. Das musste Grund genug sein. Oder?

6 In der Hölle wird es kalt

Zwei Jahre, nachdem ich angefangen hatte zu arbeiten, wurde ich zum ersten Mal richtig krank. Durch die Grippewelle war die Notaufnahme jeden Tag zum Bersten voll. Auf den Stationen der Inneren Medizin lagen Patienten auf den Gängen, saßen auf Stühlen und warteten auf freie Betten. Hinzu kamen die vielen erkrankten Pflegekräfte und ärztliches Personal. Ich saß schniefend am Tisch mit Taschentüchern bewaffnet, Nasenspray gedopt und einer Handvoll entzündungshemmender Schmerzmedikamente im Magen und versuchte mich auf einen Arztbrief zu konzentrieren. C., die Internistin, betrat kopfschüttelnd das Zimmer.

»Das war schon der vierte Fall heute. Wenn die sich am fünften Tag Grippe immer noch schlecht fühlen, landen sie bei mir. Grippe dauert halt! Aber anstatt einfach zu warten, fordern sie die sofortige Genesung oder den ultimativen Aufbaucocktail. Schließlich werden sie alle gebraucht! Sie müssen irgendwo hinfliegen oder zu irgendeinem Kongress. Tja. Nur weil hier Krankenhaus steht, wird man hier nicht automatisch gesund. Momentan wird man hier eigentlich nur krank! Und für die richtig kranken Alten habe ich keine Zeit mehr.«

Bei uns sah es nicht besser aus: Die ersten Grippeopfer unserer Abteilung hatten sich nach ganzen drei Tagen zu Hause wieder in die Klinik geschleppt. Die Kollegin Frischling mit dem Magen-Darm-Virus stand schon am nächsten Tag wieder auf der Matte, Oberarzt Superwichtig mit der Bindehautentzündung war erst gar nicht zu Hause geblieben.

Der Kollege H., selbst Internist, ließ sich gerade von C. Blut abnehmen. Er hatte einen Infekt der oberen Atemwege verschleppt, klagte über Herzrhythmusstörungen, Atemprobleme, fühlt sich matt und abgeschlagen. Er vermutete eine Herzmuskelentzündung. Aber bis die Werte da waren, konnte er ja noch den einen oder anderen Patienten behandeln. Bei dem hohen Krankenstand konnte er es sich nicht auch noch leisten, zu fehlen.

Als ich in den OP gerufen wurde, begegnete ich dem Herzchirurgen. Er hatte glasige Augen nach einer vierstündigen Operation. Er stöhnte und wischte sich den Schweiß von der Stirn. Er hatte fast 39 Grad Fieber, gehörte in ein Bett und garantiert in keine Operation am offenen Herzen.

Nein, gesund wurde man bei uns wahrlich nicht. Am Abend hatte ich Fieber und konnte mich kaum mehr auf den Beinen halten. Ich meldete mich krank. Natürlich war ich in den zwei Jahren zuvor auch mal für einen oder zwei Tage krank gewesen. Trotzdem war ich immer zur Arbeit gegangen. Wer ausfiel, verursachte grundsätzlich ein Organisationschaos. Wie überall musste meine Arbeit auf die Kollegen verteilt werden, die Notaufnahme oder die Station anderweitig besetzt werden. Das hieß zumeist, dass wir Ärzte in Weiterbildung kaum im OP eingeteilt wurden, die Operationen wurden eben nur mit den Oberärzten besetzt. Wir Ärzte in Weiterbildung mussten dafür wie gewohnt alle Abläufe außerhalb des Operationssaals organisieren.

Wie die Ärzte anderer Fachdisziplinen verbringen wir Unfallchirurgen natürlich auch Zeit mit den Patienten bei der Visite, schreiben eine unglaublich hohe Anzahl an Briefen, diktieren OP-Berichte, beurteilen Laborwerte, nehmen Blut ab oder legen neue Dauerverweilkanülen. Wir behandeln Patienten in der Notaufnahme, klären Patienten über Operationen auf und bereiten sie dafür vor. Meist ist ein Arzt für die Mitarbeit in der Sprechstunde des Chefarztes eingeteilt, ein Arzt übernimmt die zahlreichen kleinen Eingriffe, die im Tagesverlauf anfallen. Die eingeplanten Patienten für den Folgetag müssen aufgenommen werden, Angehörige möchten gerne telefonisch oder persönlich mit uns sprechen, die Gesundheits- und Krankenpfleger sowie Physiotherapeuten und Angestellten beim Sozialdienst brauchen ein Update über den Behandlungsverlauf, und Ärzte anderer Fachabteilungen fordern die Mitbehandlung ihrer Patienten ein oder sprechen mit uns über notwendige Anpassungen der Therapien bei einem unserer Patienten. Meist geschieht das alles gleichzeitig.

Als Klinikarzt musst du innerhalb kürzester Zeit gelernt haben, Prioritäten zu setzen. Du hast einen Patientenbrief angefangen, plötzlich steht eine ängstliche Ehefrau in deinem Büro und möchte über die anastehende OP ihres Mannes aufgeklärt werden. Das Telefon klingelt pausenlos, während du ihr gut zusprichst, bis du vom Sozialdienst (der sich um die Weiterversorgung des Patienten kümmert, sprich: Reha, Rollstuhl, Kurzzeitpflege, solche Sachen) unterbrochen wirst und vom Physiotherapeuten, die dringend Informationen zu der dementen Patientin auf Station benötigen. Bist du dann wieder bei deinem Patientenbrief angekommen, hast du natürlich längst wieder vergessen, an welchem Punkt du eigentlich vorher warst.

All diese Dinge sind Teil unserer Weiterbildung und Arbeit, die erledigt werden muss. Bisher habe ich allerdings noch keinen Unfallchirurgen in der Klinik kennengelernt, der diese Aufgaben der Zeit im OP vorzieht. Die Arbeit im Operationssaal mag zwar körperlich anstrengend sein, aber dafür gibt es fast keine Störungen im Ablauf. Natürlich klingelt hin und wieder ein Telefon, aber im OP fassen wir uns kurz. »Sie steht am Tisch« bedeutet grundsätzliche Freude für mich – und leider Arbeit für einen anderen Kollegen.

Keiner von uns Unfallchirurgen mochte wochenlang auf die Freuden des Operationssaals verzichten, weil Kollegen krank waren. Das galt natürlich nicht für Kollege Jaguar, der selbstverständlich überall ein Schlupfloch fand und trotzdem operierte.

Fünf Tage lang lag ich also mit Grippe fiebernd im Bett und schlief. Nach drei Tagen schleppte ich mich in mein Auto, die Rückbank voller leerer Cola-Flaschen und Schokokekshüllen, und fuhr zu meinen Eltern nach Hause. Die Einsamkeit in meinem Apartment ertrug ich noch weniger als die Schmerzen am ganzen Körper. Bei meinen Eltern legte ich mich auf die Couch und versank in der wundervollen Welt familiärer Geborgenheit. Zum ersten Mal erwachte ich aus meiner kleinen Welt des Ärzte-Daseins.

Ich betrachtete mich im Spiegel. Ich passte sehr gut in meine Hosen. Mit Gürtel versteht sich. Ohne hingen sie mir in den Knien. Die Jeans und schwarzen T-Shirts trug ich ohnehin nur selten. Mein Gesicht war käsig von zu wenig Sonne und Schlaf. Meine Augenringe kostenlose »smokey eyes«, meine Haare strubbelig und ohne erkennbare Frisur.

Die besorgten Anfragen meiner Familie und Freunde zuckte ich mit den Schultern weg. Was sollte ich schon sagen. Ich war Ärztin. Ein Rabe mit gebrochenem Flügel. In der Ecke sitzend, den Blick trotzig gen Boden gesenkt, weigerte ich mich, die wohlgemeinten Ratschläge anzunehmen. Würde ich mehr schlafen, käme ich gar nicht mehr an die frische Luft. Wollte ich mich gesünder ernähren, könnte ich nicht mehr zeitsparend an der Tanke einkaufen gehen. Zu den Bringzeiten des Lieferservice war ich ohnehin nie zu Hause. Wenn ich mich mit Freunden verabreden würde, müsste ich am Ende doch wieder für einen Dienst einspringen oder wäre zu müde zum Autofahren (öffentlicher Nahverkehr spielt in der Region, in der ich lebe, nur eine untergeordnete Rolle). Und ich würde wieder nur einen meiner wenigen verbliebenen Freunde enttäuschen.

Mehr Zeit zum Leben? Nein, wie sollte das gehen. Um Unfallchirurgin zu werden, musste ich da eben durch – wie alle anderen vor mir auch. Außerdem versicherten mir meine Kollegen und Oberärzte ständig, dass es früher noch viel schlimmer war, der Ton rauer, die Bezahlung schlechter.

Während meine Grippe und ich gemütlich auf der Couch lagen, kamen ständig SMS der Kollegen. Mindestens zweimal täglich erhielt ich in Genesungswünsche verpackte Anfragen, wann ich denn wieder zur Arbeit käme. Der Druck stieg kontinuierlich von Tag zu Tag. Ab Tag vier meldete sich außerdem die Sekretärin des Chefarztes, zunächst per E-Mail, dann per Telefon und schließlich noch einmal per Mail. Ich wusste: Ich musste eine Entscheidung treffen.

Ertrug ich diesen Job? Konnte ich die körperlichen und emotionalen Belastungen verkraften? Wollte ich das alles? Ich hatte mehr als sechs Jahre studiert, zwei Jahre von wahrscheinlich sieben bis zum Facharzt in einer Klinik überstanden. Viele meiner Freundinnen und Freunde wechselten die Fachdisziplinen. Einige hatten in chirurgischen Fächern begonnen und nach ein oder zwei Jahren ihre Fachrichtung gewechselt. Der Umgangston in der Chirurgie, mehr Kaserne als Krankenhaus, die seit Jahren bestehenden hierarchischen Strukturen, die hohe Dienstbelastung und mangelnden Zukunftsperspektiven waren sicherlich Gründe dafür. Sollte ich vielleicht doch die Fachrichtung wechseln? Wenn ich mir die Kollegen der Inneren Medizin so anschaute, war es da auch nicht besser. Sie saßen abends meist noch länger an ihren Schreibtischen als wir Chirurgen. Ihre Dienstbelastung war zwar nicht so hoch wie bei uns, aber sie rotierten ganze Wochen lang im Nachtdienst. Aber ich wollte doch keine Internistin werden. Mein Traum war es nach wie vor, Unfallchirurgin zu werden.

Nach sieben Tagen kehrte ich mit wattigem Gefühl im Kopf und wackeligen Beinen zurück auf Station. Heute muss ich über mein trotziges, dickköpfiges Ich von damals schmunzeln. Heute würde ich sicher doch noch den einen oder anderen Tag zur Genesung dranhängen. Obwohl sich an meiner Arbeitseinstellung prinzipiell nichts geändert hat. Vielleicht reichen mir heute keine drei Stunden Schlaf mehr. Vielleicht brauche ich eher fünf bis sechs. Aber die antrainierte Härte der ersten Arbeitsjahre werde ich wahrscheinlich nie verlieren.

Meine Entscheidung stand fest. Ich würde diesen steinigen Weg weitergehen. Seit ich beschlossen hatte, Medizin zu studieren, wollte ich Unfallchirurgin werden. Die Knochen, die Muskeln, der Bewegungsapparat, die Mechanik und zugleich die Fragilität dieser Arbeit faszinierten mich. Die Gleichzeitigkeit von Härte und Sensibilität, von Körper und Geist, von Tragik und Hoffnung. Die Grenzen meiner eigenen Belastbarkeit gehörten fast schon zur notwendigen Leidensgeschichte dazu.

Operieren zu lernen, bedeutet Kraft und Demut zugleich. Es kostete mich unheimlich viel Zeit und Anstrengung. Gleichzeitig faszinierte mich die Gratwanderung entlang meiner eigenen Grenzen. Ich war süchtig nach diesem Gefühl. Vielleicht sind deshalb so viele Kollegen ausgezeichnete Athleten. Sie trainieren hart bis über ihre Grenzen hinaus. Dabei ignorieren sie unangenehme, vielleicht auch ungesunde körperliche Anzeichen bewusst, um ihre Ziele zu erreichen. Dass der Gewinn einer Goldmedaille vielleicht mit einer frühzeitigen Arthrose einhergeht oder mit langwierigen körperlichen Beschwerden, das nehmen sie billigend in Kauf.

Nach dieser Grippe verlor ich meine innere Kälte für eine ganze Weile nicht mehr. Meine Hände waren stets kalt, meine Haut trocken, meine Augen gerötet, die Übermüdung mein steter Begleiter. Ich tröstete mich damit, dass es allen so ging. Die kurze

Pause bei meinen Eltern veränderte allerdings meine Sicht auf diese Parallelwelt mehr, als ich es wahrhaben wollte.

Plötzlich fielen mir die übergewichtigen, schwitzenden Kollegen auf. Ebenso die müden, blassen Gesichter auf den untergewichtigen Körpern. Plötzlich sah ich in meiner Arbeitswelt nur noch Drogenkranke, die unter der Last der Berufung beinahe zusammenbrachen. Kollege Superman musste beinahe jede Woche Schmerzmittel einnehmen, um den Arbeitsalltag zu überstehen. Er hatte einen Bandscheibenvorfall nicht zeitnah behandeln lassen und hatte chronische Schmerzen in Rücken und Bein. Die zuckenden Augenlider von Kollegin Schönauge fielen mir kaum noch auf. In besonders stressigen Zeiten zuckte auch hin und wieder einer ihrer Muskeln an den Armen oder Händen. Ein wirklich interessantes Schauspiel. Die verbalen Explosionen von Oberarzt Orthopäde ordnete ich ebenso in die Kategorie »dünne Nerven« ein wie die fliegenden OP-Bestecke von Kollege Dinosaurier. In Anbetracht seines Bluthochdrucks und des vielen Geldes, das er seinen Ex-Frauen zahlen musste, waren gelegentliche Entgleisungen im OP-Saal eine notwendige Erleichterung. Ansonsten hätte ich bei ihm eher mit akutem Herzversagen gerechnet. Die chronische Magenschleimhautentzündung von Kollegin Frischling wunderte mich nicht sonderlich, da sie sich ähnlich wie ich von Kaffee und Schokolade ernährte und ihren Frust mit runterschluckte. Die ständig wechselnden Geschlechtspartnerinnen von McSexy waren ebenso Ausdruck unserer Parallelwelt wie die Einsamkeit in meiner Ärztinnenbude. Eigentlich musste man ihn dafür bewundern, wie er es unter diesen Arbeitsbedingungen überhaupt schaffte, so viele Frauen in das Dienstzimmer zu locken.

Meine Entscheidung für diese Medizinerwelt zog ich mit aller Konsequenz. Zwar bemühte ich mich weiterhin, in sehr viele Decken gewickelt nach den Vierundzwanzig-Stunden-Schichten etwas Schlaf zu finden, aber irgendwo musste auch noch Platz für

Freizeit sein. Also schlief ich an einigen Tagen die Woche nur noch drei bis vier Stunden, um noch Zeit für Sport zu haben. Manchmal beendete ich meinen Lauf durch den Wald zwar völlig platt nach wenigen Kilometern, aber immerhin war ich auch mal an der frischen Luft gewesen. Ich meldete mich bei einem Sportkurs an, verpasste die Hälfte aller Stunden, war aber absolut zufrieden mit mir, wenn ich es einmal pünktlich geschafft hatte. Einige Liegestütze und Bauchmuskelübungen integrierte ich in meine abendliche Zahnputzroutine und fuhr bei Wind und Wetter überallhin mit dem Fahrrad. Beinahe kam ich mir wie ein ganz normaler Mensch mit ganz gewöhnlichen Alltagsritualen vor. Nur eben ein sehr müder.

Nur bei Treffen außerhalb meiner Medizinerbubble stellte ich immer wieder fest, dass ich doch irgendwo den Anschluss an die Otto-Normalverbraucher-Welt verpasst hatte. Nach Achtzig-Stunden-Wochen verabredete mich mit befreundeten Kollegen auf einen Drink in zerknitterten Jeans und T-Shirts, die Haare noch nass vom Duschen. Wir lachten gemeinsam über die gut gekleideten und hübsch geschminkten Männer und Frauen in den Bars. Unser Leben als Unfallchirurgen ließ eben einfach keinen Platz für hübsche Accessoires. Unser Lohn lag unberührt auf unseren Konten, weil wir keine Zeit zum Einkaufen hatten. Nach über zwei Jahren hatte ich noch immer keine Lampen in meiner Wohnung, und meine Kleider hingen lose über einer Kleiderstange, weil ich nie dazu kam, einen Schrank zu kaufen. Ohnehin wollte ich die wenige freie Zeit meines Lebens nicht damit verbringen, einen Schrank aufzubauen. Mein Essbesteck war eine zusammengewürfelte Garnitur aus Studentenzeiten, und meine Gäste mussten ihre wechselnden Getränke immer aus demselben Glas trinken. Meine unfallchirurgischen Kollegen tranken ihr Bier ohnehin aus der Flasche.

Wir bestärkten uns gegenseitig darin, dass das Leben als Arzt Entbehrungen vielerlei Art notwendig machte. Ich beobachtete mit meiner kleinen müden Truppe die strahlenden, gepflegten, glücklichen Gesichter anderer Menschen und fragte mich, ob ich jemals wieder in diese vermeintliche Normalität eintauchen könnte. Stattdessen tranken wir an unseren gemeinsamen Abenden meist zu viel und trösteten uns mit kurzen Bekanntschaften. So sind einige Beziehungen zwischen Kollegen entstanden.

Für mich galt aber immer: »Never fuck the company.« Am nächsten Morgen vor einem Arzt einer anderen oder gar der eigenen Abteilung zu stehen und sich nicht mehr genau zu erinnern, wie der Abend eigentlich verlaufen war: lieber nicht. Christina und Meredith aus *Grey's Anatomy* bezeichneten diese Lebenssituation immer als »dark place«. Der dunkle Platz in der Ecke, die Bierflasche in der Hand, irritierte, aber neidische Blicke auf die Menschen gerichtet, die anscheinend Zeit für ein ausgeglichenes Leben hatten.

Da ich ohnehin wenig Kontakt zu Menschen anderer Profession hatte, konnte ich dieses Gefühl aber oft genug ignorieren. All meinen ehemaligen Kommilitonen schien es ohnehin genauso zu gehen.

Auf den Jahrgangstreffen gab es dazu ein paar Variationen: entweder die Kollegen mit der vor Stolz geschwellten Brust, die verpackt in schicke Klamotten mit den teuersten Armbanduhren konkurrierten. In diesen Gesprächsrunden war ich meist auf der Suche nach einem Zollstock, um den ständigen Schwanzvergleich zu beenden, oder auf der Suche nach einem Eimer für meine Übelkeit. Diese Ärzte würden einmal Jaguare oder Dinosaurier werden. Wahrscheinlich war auch irgendwo eine Hyäne in dem Haufen untergetaucht.

Andere ärztliche Kollegen stellten ihre dünnen Körper masochistisch zur Schau und konkurrierten um die dunkelsten Augenringe. Die Schilderungen der auszehrenden Arbeitsbedingungen und unglaublich hohen Anforderungen an sie waren mir aber ebenfalls zuwider.

Ich verurteile die Kollegen keineswegs. In diesen ersten Jahren bleibt einem kaum Zeit zu reflektieren. Der ständige Zeit- und Schlafmangel lässt dich mit dem Strom schwimmen, du versuchst einfach, nicht unterzugehen. Die Eindrücke der ersten Arbeitsjahre sind für junge Mediziner häufig überfordernd. Die Gespräche mit Patienten zeigen uns ein ungeheures Ausmaß an menschlichen Abgründen, die einschneidende Erlebnisse sind. Nicht alle Gespräche erinnert man ewig, nicht alle berühren einen tief drinnen. Aber die Dramatik erschließt sich manchmal erst im Gespräch mit anderen.

Ich erinnere mich genau an L. Die erste Person, die ich im Schockraum behandelte, weil sie schwerstverletzt war. Sie war Mitte vierzig, nicht angeschnallt und auf der Autobahn mit hohem Tempo gegen ein anderes Fahrzeug gefahren. Als sie kam, hatte sie bereits eine große Menge an kreislauferhaltender Medikation bekommen. Sie war am Unfallort reanimiert worden, kam beatmet, und wir legten sofort zwei Thoraxdrainagen, weil sie aufgrund mehrerer Rippenbrüche nicht ausreichend gut beatmet werden konnte. In der einen Thoraxhälfte hatte sich Luft, in der anderen Blut angesammelt. Der Spannungszustand konnte durch die Thoraxdrainage entlastet werden. Wir stabilisierten ihr Becken, richteten grob den offenen Unterschenkelbruch. Die Traumaspirale, eine Untersuchung des Körpers in einer Computertomografie, zeigte eine ausgeprägte Blutung im Kopf und eine ausgedehnte Schwellung des Hirns. Sie verstarb innerhalb einer Stunde.

Am Ende stand ich schweißgebadet vor meinem Oberarzt und wusste nicht, wohin mit meinen Gefühlen. Wir hatten alle gekämpft. Niemals hatte ich geglaubt, dass wir diesen Kampf verlieren würden. Ich war in meinen Kursen für die erweiterte Traumaversorgung stets darauf trainiert worden, Leben zu erhalten. Natürlich wusste ich, dass wir auch einmal verlieren würden, aber ich hatte es nicht kommen sehen. Auch hier hatten wir uns an den klassischen Ablauf A, B, C, D, E (Airways – Intubation, Breathing – Atmung, Circulation – Kreislauf, Disability – neurologischer Zustand, Exposure – Umfeld) gehalten. Mein Oberarzt klopfte mir auf die Schultern und sagte mir, ich hätte meine Arbeit gut gemacht. Er hatte bereits beim Eintreffen der Patientin im Schockraum geahnt, dass es schwierig werden würde.

Ich war aufgewühlt und überlegte hin und her, welche Therapien wir vielleicht hätten einsetzen können, um ihr Leben zu retten. Sie ging mir lange nicht aus dem Kopf. In der Klinik besprachen wir in einer Morbiditäts- und Mortalitätskonferenz immer alle Patienten, die während unserer Behandlung verstorben waren. Das ist eher eine Art Qualitätssicherung und dient selten dazu, Ärzte vor versammelter Mannschaft bloßzustellen. Manchmal jedoch gleicht es einem unangenehmen Schaukampf in der Arena, und man hofft, nicht einer der Gladiatoren zu sein. Ich stellte ihren Fall dort vor. Ich erwartete wie üblich allerlei Fragen und Ideen der Kollegen, was wir hätten besser machen können, aber es kam nichts. Nur Nicken und Schulterzucken, alle waren der Meinung, dass der Ausgang dieses schweren Traumas kaum zu verhindern gewesen wäre.

Über solche Erfahrungen brütet man manchmal Jahre. Reicht es aus, darüber in einer Konferenz zu reden? Dort geht es strikt um das Medizinische. Wie es dir persönlich damit ergeht, wird nicht thematisiert. Mittlerweile gibt es dafür in einigen Kliniken Mentoren, meist Oberärzte, die Ärzte in der klinischen Karriere begleiten sollen. Aber im Alltag bleibt keine Zeit für Mentoring oder Gespräche über den Umgang mit Sterben und Tod. In anderen Fachdisziplinen gibt es dafür sogenannte Balintgruppen. Die Ärzte sind im Rahmen der psychosomatischen Grundversorgung dazu verpflichtet, Seminare zu besuchen und sich mit anderen Ärzten darüber auszutauschen, wie sie mit belastenden Situationen umgehen. Vielleicht ist gerade die Tatsache, dass es in den chirurgischen Fächern keine Verpflichtung dazu gibt, der Grund für die fehlenden Worte im Umgang mit Leben und Tod.

Herr M. zum Beispiel zeigte mir dies überaus deutlich. Noch heute erinnere ich mich an sein ängstliches Gesicht. Vor Wut verzerrt, hochrot, die Augen traten vor Anspannung hervor. Seine Hände waren zu Fäusten geballt und zitterten. Ich roch die Angst, er schwitzte. Und ich hörte die Angst. Er brüllte mich mitten im Flur auf Station an, dass seine Frau stirbt. Ich war noch kein ganzes Jahr Ärztin.

Sie hatte so viele Krankheiten, dass das Lexikon der Inneren Medizin nicht ausreichte, sie zu beschreiben. Herz, Lunge, Venen, Zucker, Blutgerinnung, Niere. Um alles stand es schlecht, sehr schlecht. Und dann kam noch der Bruch im Oberschenkel dazu, die Operation und die Narkose. Sie hatte eine Patientenverfügung und vor der OP klare Anweisungen gegeben. Keine Dialyse, kein Nierenersatzverfahren, keine Wiederbelebung, keine lebensverlängernden Maßnahmen. Nach der OP arbeitete ihr Herz jedoch insuffizient. Die Ärzte, die für Herz, Nieren und Anästhesie zuständig waren, versuchten zu verbessern, was zu verbessern war, aber Frau M. schaffte es nicht. Sie bekam noch Schmerzmittel und Flüssigkeit.

Ihr Leben war schon vor dem Unfall ein Marsch auf dünnem Eis, vor der Operation hatte ich lange mit Herrn M. darüber gesprochen. Eigentlich wusste er das. Aber nur eigentlich. Denn jetzt schrie er mich auf dem Stationsflur an, dass ich seine Frau »verrecken« ließe. Die zehn Angehörigen anderer Patienten ignorierte er. Ich schaffte es nicht, das Gespräch ins Patienten- oder Arztzimmer zu verlagern. Er ließ mich nicht zu Wort kommen, schrie und fluchte. Ich sei herzlos, unfähig, ein Metzger, ich solle diesen Job nicht machen dürfen. Nie hatte ich eine Schulung in palliativem Umgang erhalten, ich war so überfordert, dass ich beinahe zurückgeschrien hätte. Ich atmete tief ein.

Dann fragte er mich: »Warum zum Teufel tun Sie nichts?« –

»Weil wir nichts mehr weiter tun können«, sagte ich. Mir sprang eine Gesundheits- und Krankenpflegerin zur Seite. »Herr M. Wir tun, was wir können.« Als ich mich umdrehte, sah ich, dass nun statt des breitschultrigen, Angst einflößenden Mannes ein gebücktes, zitterndes Häufchen Elend in das Zimmer von Frau M. begleitet wurde.

Aus meiner heutigen Perspektive finde ich es absolut unmöglich, einem Angehörigen zu erzählen, wir könnten nichts mehr tun. Aber damals wusste ich es nicht besser. Mittlerweile habe ich freiwillig Kurse für die psychosomatische Grundversorgung abgeschlossen. Menschen auf ihrem letzten Lebensweg zu begleiten, ist trotzdem nach wie vor eine große Herausforderung für mich. Zum Glück gibt es dafür speziell ausgebildete Palliativmediziner und Palliativpflegekräfte. Eine Grundausbildung halte ich jedoch für jeden Arzt für zwingend notwendig, wenn man ein menschliches Gesundheitssystem haben möchte.

An die erste Nacht, in der ich verzweifelt alleine auf Normalstation um das Leben eines Menschen kämpfte, weil die Betten auf der Intensivstation belegt waren, erinnere ich mich ebenfalls mit Grauen. In dieser Nacht, die ich nie vergessen werde, hatte ich keine Sekunde stillgestanden. Am Morgen ging ich völlig entkräftet nach Hause, aber der Patient hatte überlebt. Heutzutage, nach vielen Jahren Klinikerfahrung, würde ich so einen Patienten zur Not selbstständig auf die Intensivstation schieben und mich mit sämtlichen Oberärzten streiten, so lange, bis die Person sicher versorgt wäre. Damals habe ich mich das nicht getraut. Diese Nächte sind für junge Ärzte wie ein System des »trial and error«. In unserer Ausbildung scheinen wir sehr viele Fehler machen zu müssen, um irgendwann eine Lösung zu finden. Gerade diese Situationen hängen einem lange nach. Trotzdem sind sie äußerst hilfreich, um genau solche Dinge zu verhindern.

Da war S., die ich am Bein operierte. Sie hatte sich einen großen

Bluterguss zugezogen, den wir operativ entfernten. Leider hatte ich mich bei der Wundnaht zu sehr darauf konzentriert, ihre Wunde schön zu verschließen, anstatt die Nähte tief im Gewebe miteinander zu verbinden. Am nächsten Tag hatte sie wieder einen genauso großen Bluterguss, der erneut operiert werden musste. Keine lebensgefährliche Situation, aber ein Fall, der mich beschäftigte. Natürlich hätte der Bluterguss auch zufällig nachlaufen können, aber immerhin bestand die Möglichkeit, dass es mit meiner unzureichenden Naht zu tun haben könnte.

In einem System, in dem jeder mit jedem konkurriert, ist der Umgang mit Fehlern nicht besonders gut ausgebaut. Patienten beklagen sich sofort über Ärztepfusch, Kollegen reagieren oftmals mit Häme und Missgunst. Ein verwandtes Thema ist die Verantwortung für dein Tun. Viele Kolleginnen und Kollegen nehmen ihre Arbeit zumindest ein bisschen mit nach Hause. Nicht nur seltene Patientenfälle oder menschliche Tragödien, sondern auch simple Verantwortlichkeiten, die manchmal keine Nacht warten können. Zum Beispiel wenn du dir nicht mehr sicher bist, ob die Spritzenpumpe eines blutverdünnenden Medikaments richtig dosiert wurde. Bei der Vielzahl täglicher Aufgaben kann es durchaus mal vorkommen, dass man einen Blutwert nicht nachkontrolliert hat. Deshalb können viele Kollegen nicht loslassen und rufen auch von zu Hause aus in der Klinik an. Gerade in der Anfangszeit als Mediziner hat man das Gefühl, am Ende des Tages grundsätzlich etwas vergessen zu haben. Und meistens stimmt es auch.

Auch die Ursachen einer Behandlung schaffen Gesprächsbedarf unter Medizinern. L. zum Beispiel. Sie war sechzehn Jahre alt, und ihre Arme waren übersät mit Narben. Manchmal musste ich auch Wunden am Bein versorgen. Sie war ein schwarz gekleidetes Häufchen Elend, das grundsätzlich nicht mit mir sprach. Eingepackt in dicke Pullover, lange Hosen, den Blick auf den Boden gesenkt, sah ich sie einige Monate lang mehrere Male mit ihrer Betreuerin aus der Psychiatrie in meiner Notaufnahme. Die Unterarme und Innenseiten der Oberarme waren reine Narbenplatten. Viele Wunden waren verbunden, gepflastert oder genäht. An manchen Stellen an ihrem Körper fand ich kaum mehr unverletzte Haut. Als Ärztin bin in diesen Situationen natürlich professionell, aber emotionslos bin ich deshalb nicht. Ich empfinde Trauer, Wut, Verzweiflung, Mitleid, Erschrecken, Resignation. Der Arbeitsalltag lehrt mich, auch in solchen Belangen, Distanz zu wahren, aber ich gestehe, dass ich manchmal froh bin, mich nur um die äußeren Verletzungen kümmern zu müssen.

Auch die erste eigene Einweisung in die Psychiatrie bleibt vielen von uns lange Zeit im Kopf. Bei mir war es Y. Er hatte sich in selbstmörderischer Absicht in den Oberschenkel gesäbelt. Er hatte Glück gehabt und keine wichtige Struktur verletzt. Bei der Versorgung seiner Wunde erzählte er mir, dass ihn schon mehrfach Stimmen in seinem Kopf dazu geraten hätten, sich umzubringen. Bis wir ihn im Krankenwagen auf dem Weg in die Psychiatrie hatten, dauerte es eine halbe Stunde. Drei Pflegekräfte mussten ihn daran hindern, die Notaufnahme zu verlassen. Am Ende warteten dreißig Patienten ungeduldig auf ihre Behandlung.

Manche Fälle beschäftigten mich über Jahre hinweg. Da war zum Beispiel L. Sie kam alle paar Monate in die Notaufnahme. In manchen Monaten häufiger, manchmal seltener. Meist war sie in Begleitung einer Freundin. Sie wurde von ihrem Ehemann geschlagen, getreten, gewürgt. Unzählige Verletzungen hatte ich bei ihr dokumentiert, teilweise war die Polizei vor Ort. Für den Fall, dass sie eine Anzeige stellen wollte, wurden jedes Mal alle Verletzungen in penibelster Weise fotografiert, dokumentiert und beschrieben. Jedes Mal sprach ich mit ihr die Möglichkeiten durch. Frauenhaus, Hilfstelefon, Polizei, vorübergehende Unterkunft bei Freunden oder für ein paar Tage auch im Krankenhaus. Sie wehrte stets alles ab. Das letzte Mal sah ich sie auf den Stühlen vor der

Abteilung für Frauenheilkunde, die Hände im Schoß gefaltet, ein kleines Bäuchlein zeichnete sich unter dem Pullover ab. In diesem Moment hoffte ich sehr, dass ich sie niemals wiedersehen müsste.

Passive Gewalt, laute Stimmen, brüllende Patienten, unterdrückt Aggressionen erlebe ich in meinem Alltag sehr häufig. Gewaltbereite Patienten sind leider keine Seltenheit. Trifft Ungeduld auf Unverständnis und Schmerz, entstehen brenzlige Situationen. Ist zudem Alkohol im Spiel, wird es noch unangenehmer. Leider habe ich schon sehr häufig die Polizei in die Notaufnahme gerufen. Beim ersten Mann, der mich bei der Untersuchung am Hintern tätschelte, glaubte ich noch an ein Versehen im Alkoholrausch, bei den nächsten wehrte ich mich entsprechend. Mittlerweile gibt es in den meisten Notaufnahmen Security, die Wachleute machen Rundgänge und können jederzeit zu Hilfe gerufen werden. Jedoch bedürfen nicht nur alkoholisierte Patienten der Vorsicht. Wer einmal stark demente Patienten gesehen hat, die mit Urinflaschen, Kot, Windeln und allen erreichbaren Gegenständen werfen, weiß wovon ich spreche.

Oft genug muss ich auch Patienten behandeln, die bereits in Polizeibegleitung sind. Manchen durften weder Fuß- noch Handfesseln abgenommen werden, immer beäugt von vier Polizisten. Nicht gerade einfach, unter diesen Bedingungen ein Knie zu untersuchen.

Ich erinnere mich an Patient S. Er kam im Trubel des Stadtfestes in Begleitung der Polizei und wurde laut Ankündigung des Rettungsdienstes verprügelt. Er erzählte, dass er von mehreren Personen angegriffen wurde, sein Joch- und Nasenbein waren kaputt, er hatte unzählige Schürfwunden und Prellmarken. Er war freundlich und höflich, an diesem Tag fast ein Lichtblick, da er im Gegensatz zu allen anderen nicht betrunken war. Als er sein Hemd auszog, fand ich Prellmarken auf seinem Rücken, die sich später als mehrere Rippenbrüche herausstellten. Er hatte außerdem einen Bruch am rechten Mittelhandknochen. Diese Fraktur entsteht häufig bei Boxern. Unter seinem Hemd fand ich einige Tätowierungen, die darauf hindeuteten, dass er gesinnungsmäßig in die ultrarechte Szene gehörte. Mir lief ein Schauer über den Rücken. Plötzlich sehnte ich mich wieder nach der Behandlung eines Betrunkenen.

An den ersten Patienten, dem ich tatsächlich das Leben rettete, erinnere ich mich auch noch sehr genau. An diesem Tag behandelte ich einen Rückenpatienten nach dem anderen. Zwei Patienten mit Bandscheibenvorfällen hatte ich aufgenommen, etliche Kreuzschmerzen ambulant versorgt und nach Hause entlassen. Ein Patient mit Rückenschmerzen hatte eine Blasenentzündung, eine Patientin einen Nierenstein und eine weitere einen akuten Trauerfall in der Familie als psychosomatische Ursache für ihre Schmerzen. Bis ich zu Herrn F. kam, musste ich mich sehr gut konzentrieren, um nicht alle Untersuchungsbefunde durcheinanderzuwürfeln.

Herr F. war seit drei Tagen unterwegs. Von einem Arzt zum nächsten. Keine Schmerzmedikation half, sodass der Notfallpfleger schon die Augen rollte: »Welche Schmerzmittel nehmen Sie denn sonst so ein?« Er hatte den Verdacht, es mit einem schmerzmittelabhängigen Patienten zu tun zu haben. Diese Patienten kommen in die Notaufnahmen und sind oft schwer herauszufiltern. Herr F. fand diese Frage allerdings absolut unpassend. Er wurde wütend und schrie uns an: »Was sollen diese Unterstellungen? Ich nehme nichts, nur meine Blutdrucktabletten. Ich habe Schmerzen und keiner glaubt mir. Am Anfang dachte ich, ich überlebe diese Schmerzen nicht.«

Der Notfallpfleger hatte allerdings recht. Es konnte einfach nicht sein, dass kein Schmerzmittel half. Mein Gehirn ratterte, als ich den Kollegen der Radiologie Bescheid gab. Er hatte einen Einriss in der inneren Wand der Hauptschlagader, zwanzig Minuten später war er auf dem Weg in die Herzchirurgie. Sonst hätte er vielleicht nicht überlebt.

Diese Erlebnisse sind allesamt Grenzerfahrungen, wenn man sie zum ersten Mal erlebt. Ich glaube nicht, dass sich Ärzte untereinander davon erzählen, weil sie sich gegenseitig beweisen wollen, wie toll sie sind oder wie überlastet. Meist bieten Kongresse oder eben Jahrgangstreffen die einzigen Momente, über solche Eindrücke zu sprechen, sie zu verarbeiten und sich darüber auszutauschen.

Zum Glück traf ich meinen treuen Freundeskreis aus Studienkreisen bei diesen Veranstaltungen. Leider sehen wir uns viel zu selten, weil alle in den unterschiedlichsten Städten verstreut arbeiten. Meine Freunde reflektierten, wechselten Fachrichtungen und Krankenhäuser oder gingen in die ambulante Versorgung. Sie sind allesamt Mediziner mit Herz. Sie überzeugten mich immer wieder, dass wir auf diesem Weg durch diese eisige Hölle immer noch Mensch blieben. Sie bestärkten mich darin, meinen Weg durch den Dschungel selbst zu gestalten. Sollte ich zu sehr in Selbstmitleid oder Angeberei abdriften, holten sie mich jedes Mal wieder auf den Boden zurück. Trotz Arbeitsbedingungen aus der Steinzeit bemerkten wir nämlich, dass sich etwas veränderte. Längst nicht mehr alle waren gewillt, Hundert-Stunden-Wochen zu ertragen. Wir akzeptierten diese selbstzerstörerischen Arbeitsweisen nur deshalb, weil wir ebenso wenig wie unsere Kollegen, gelernt hatten, Nein zu sagen.

Als Studierende wurden wir darauf trainiert, tonnenweise Dinge auswendig zu lernen, ohne sie zu hinterfragen. Wir mussten Begriffe kennen, naturwissenschaftliche Verhältnisse verstehen und Bilder erinnern. Am Ende des Semesters mussten wir lediglich Kreuze setzen, Antwortmöglichkeiten waren schon vorgegeben. Ich musste in keiner einzigen Vorlesung oder Klausur meine eigenen Worte formulieren, um eine Frage zu beantworten. Neu zu denken, gehörte nicht zur medizinischen Grundausbildung. Mittlerweile ist die Ausbildung glücklicherweise etwas praxisbezogener, die Studierenden müssen teilweise an Schauspielpatienten Fälle lösen. Ein guter Anfang, um diese Strukturen zu verändern.

Nach meiner Krankheitsphase ging ich meine Weiterbildung noch zielgerichteter an als zuvor. Ich wollte keinen Tag länger Rabe sein und mich in Selbstmitleid ertränken und auf die schlechten Rahmenbedingungen schimpfen. Ich wusste noch nicht, welcher Typus Arzt ich werden würde. Mitunter versuchte ich eine Maus zu imitieren. Aber ohne Erfolg – mein Herz lag mir auf der Zunge und mein Gesicht sprach meist Bände. Entspannt in der Ecke zu warten, ist nicht meine Stärke. Eine Ärztin, die ihrer Berufung nachgeht und dabei ihr eigenes Leben vergisst, ebenso wenig.

Eine Hyäne konnte und wollte ich nicht werden. Ich hatte diesen Beruf ergriffen, um mit Menschen zu arbeiten und zu sprechen – was freudig, tragisch, lustig sein kann oder auch alles zusammen. Selbst wenn der Alltag im Krankenhaus kaum Gespräche zulässt.

So wie mit Herrn Z. Bereits drei Stunden wartete er in der Notaufnahme. Laut Übergabe war er in der Wohnung gestürzt und auf den Hinterkopf gefallen. Herr Z. hatte einen morgendlichen Termin mit seiner Tochter vergessen und seine Wohnungstüre von innen abgeschlossen. Die Tochter kam wegen des steckenden Schlüssels von außen nicht in die Wohnung, auf ihr Sturmklingeln reagierte ihr Vater nicht. Außer sich vor Angst alarmierte sie den Rettungsdienst, mithilfe von Polizei und Feuerwehr wurde die Wohnungstüre geöffnet. Leider hörte Herr Z. sehr schlecht und hatte an diesem Morgen auch vergessen, seine Hörgeräte einzusetzen.

So hatte er weder die Haustürklingel noch die schnellen, leisen Fragen der Einsatzkräfte gehört. Mit Händen und Füßen wehrte er sich gegen die Verschleppung aus seinem Zuhause. Die Rettungskräfte brachten ihn trotz heftiger Schimpftiraden in die Notaufnahme. Schließlich hatte Herr Z. bei ihrem Eintreffen auf dem Boden gelegen, nicht adäquat geantwortet und zudem wies sein Hinterkopf eine Druckstelle auf. Dabei hatte er einfach nur wie jeden Morgen seine Gymnastikübungen gemacht. Als Hyäne hätte ich davon wahrscheinlich nie erfahren, da Hyänen nun mal nicht gerne nachfragen und noch weniger gerne zuhören.

Damals kannte ich noch nicht den Unterschied zwischen Leoparden und Jaguaren. Ich wusste nur, dass ich am liebsten mit Bären zusammenarbeitete und mich nicht mehr unter dem schwarzen Federkleid des leidenden, ständig übermüdeten und überarbeiteten Raben verstecken konnte.

Irgendwie waren wir Ärzte in Weiterbildung alle gefangen in unserer Welt. Wir hetzten von einem Patienten zum nächsten, wollten gute Medizin machen und erlernen und suchten ständig nach interessanten Patientenfällen. Jeder trug sein eigenes kleines Päckchen der Selbstaufgabe mit sich herum und hoffte, sich in späteren Jahren wieder einmal um sich selbst kümmern zu können und nicht nur um andere.

Mein Bild des Chirurgenhimmels war langsam aber sicher einer eisigen Hölle gewichen. Ich wusste, dass ich noch einige Jahre in dieser Position bleiben würde, bevor sich der eisige Nebel lichten würde. Wenn überhaupt. Erschien mir doch das Dasein als Fach- oder Oberarzt auch nicht wärmer.

Langsam aber sicher schlich ich mich immer weiter unter die Obhut von Oberarzt Super und vom Dinosaurier. Ich verbündete mich mit Kollegin Schönauge, Kollege Oberfeldwebel und Kollege Superman. Nach jedem Angriff einer Hyäne wusste ich besser mit ihnen umzugehen und geriet immer seltener überhaupt in eine solche Situation. Ich suchte bereits frühzeitig Deckung, wenn ich die schlechte Laune des Dinosauriers spürte und hängte in meinen Spint eine Voodoo-Puppe für Oberarzt Hyäne auf. Hatte er mal wieder in der Besprechung eine Zurechtweisung vom Chefarzt bekommen, wusste ich, dass wir alle keinen schönen Tag haben würden. Plötzlich war jeder Entlassungsbrief korrekturbedürftig, jeder OP-Bericht musste neu geschrieben werden und die Telefone läuteten Sturm. Ich wurde an solchen Tagen zu Dingen aufgefordert, die sonst entweder keinen interessierten oder immer ausreichend gut erledigt waren. An Hyänen-Tagen glich mein Leben einem sechzehnstündigen Spießrutenlauf.

Die Hyäne fand grundsätzlich um 17 Uhr 30 noch einige dringend zu erledigende Tätigkeiten für uns Ärzte in Weiterbildung. Ich wurde zu Aufklärungsgesprächen hinzugerufen, damit die Hyäne mir vor Patient und Angehörigen erläutern konnte, welche wichtigen Komplikationen ich im Gespräch vergessen hatte oder er zerriss die schriftliche Aufklärung gleich vor meiner Nase, weil sie ihm nicht ausführlich genug war. Im Operationssaal stand ich am besten zehn Meter vom Tisch entfernt und rührte mich nur nach entsprechender Aufforderung, selbst dann war jede Handbewegung falsch.

Im Nachhinein stellte ich fest, dass diese Tage gar nicht immer dann auftraten, wenn die oberärztliche Hyäne vom Dinosaurier eine übergebraten bekam. Dann erlosch das Feuer meist nach einigen Stunden. Zumeist waren der Chef Dinosaurier und einer der Oberärzte nicht anwesend, und der Großteil der Verantwortung ruhte auf der Hyäne. Diese Belastung war für ihn eine unerträgliche Bürde. Früher war ich mir sicher, dass er sich seiner Wirkung nach außen bewusst war. Wahrscheinlich aber bemerkte er das gar nicht. Plötzlich musste alles und jeder kontrolliert werden, jede Aufgabe doppelt erledigt und von zwei weiteren Personen nachgebessert werden. Mir fiel das natürlich immer erst dann auf, wenn ich zu einer Person in die Notaufnahme gerufen wurde, um sie für die OP vorzubereiten, dort auf Kollege Superman traf, der die Aufklärung bereits durchgeführt hatte, und Kollegin Schönauge ihre vorbereitete Aufklärung direkt in den Mülleimer warf, wenn sie uns erblickte. Hinzu kam der unausstehliche sturmgewehrgleiche Tonfall der Hyäne. Er führte zu dauerhaft rollenden Augen, gerunzelter Stirn, tauben Ohren und geröteten Hautarealen bei meinen Kollegen. Dauerte eine solche Phase mehrere Tage oder gar Wochen an, bewaffnete ich mich mit zusätzlichen Nadeln für meine bereits völlig zerstochene Puppe und legte einige Schokoriegel zusätzlich parat.

Ich fand heraus, dass man der Hyäne am ehesten mit Verständnis und Geduld gegenübertrat. Auch er war überlastet und der ständigen Kontrolle des Chefarztes ausgesetzt. Mit seinem Perfektionismus tat er zumindest seinen Patienten einen großen Gefallen. Weil er selbst schlechte Erfahrungen mit Rechtsanwälten gemacht hatte, forderte er von uns Ärzten in Weiterbildung eine lückenlose Dokumentation ein. Sollten Visiteneinträge einmal fehlen, wurden wir strengstens von ihm abgemahnt. Denn bei einem Rechtsstreit zählen lediglich dokumentierte Gespräche und Leistungen. Unabhängig davon erinnert man sich Jahre später auch nicht mehr unbedingt an jedes Patientengespräch.

Mitunter ging ich in entspannten Gesprächsmomenten sogar dazu über, ihn darauf hinzuweisen, dass seine Arbeitsweise, drei Ärzte denselben Arbeitsschritt erledigen zu lassen, nicht gerade effizient sei. Hin und wieder erlaubte ich mir sogar, freundlich seiner Anweisung zu widersprechen. Wenn ich ihm versprach, die Aufgabe zu kontrollieren, die er bereits einem anderen gegeben hatte, gab er sich damit zufrieden. Der oberärztlichen Hyäne gegenüber entwickelte ich an manchen Tagen sogar fast Mitleid. Vom Dinosaurier bekam er ständig eins übergebraten, weil er Entscheidungen nicht so gefällt hatte, wie sich der Dinosaurier das gedacht hatte und von uns Ärzten in Weiterbildung musste er sich Augenrollen gefallen lassen.

Weil ich mir nicht mehr alles gefallen ließ und meinen Weg selbstbestimmt zu gehen versuchte, entwickelte sich langsam ein

Gefühl der Rebellion. Wir Kollegen waren mittlerweile trotz aller Unterschiede zu einem Team zusammengewachsen. Fast jeder fühlte sich in den Achtzig-Stunden-Wochen gefangen. Sprachen wir jedoch in Teamsitzungen unsere Oberärzte und den Chefarzt darauf an, ernteten wir nur Unverständnis. Während die anderen sich wie Lemminge der Führungsriege hinterherstürzten, blieben nur Kollege Superman und ich übrig. Alle anderen Kollegen waren urplötzlich sprachlos. Die Oberärzte verwiesen grundsätzlich darauf, dass die Arbeitszeiten und -bedingungen früher noch schlechter gewesen waren. Der Chefarzt lehnte sich meist nur in seinem Sessel zurück und rechnete uns vor, dass wir in anderen Arbeitszeitmodellen sehr viel weniger Geld verdienen würden. Wahrscheinlich ist das der Hauptgrund, warum Ärzte an manchen Kliniken immer noch diese Bedingungen akzeptieren.

Die Sache mit dem Geld ist und bleibt einfach das wichtigste Druckmittel. Auch die Patientenentscheidungen werden nicht immer nur medizinisch sinnvoll getroffen. Wir sind dazu gezwungen, den wirtschaftlichen Faktor in der Behandlung von Patienten miteinzubeziehen. Grundsätzlich halte ich dieses Bestreben auch nicht für unmenschlich. Ist es von wirtschaftlicher Seite aus gerechtfertigt, einer dreiundneunzigjährigen Frau eine Prothese in ihre Schlagadern zu implantieren, damit ihr Herz weitere vier Wochen schlägt, bevor sie stirbt? Ist es wirtschaftlich sinnvoll, jedem über Neunzigjährigen eine Prothese einzubauen, der eine Arthrose in der Hüfte hat? Ist es wirtschaftlich lukrativ, den Achtzigjährigen über mehrere Wirbelsäulensegmente hinweg zu operieren, damit sein Beinschmerz etwas weniger wird? Wenn wir uns das Gesundheitssystem und seine Vergütung anschauen, dann ist jede dieser OPs sinnvoll. Betrachten wir die moralische, ethische und medizinische Seite der Patientenversorgung, müssen wir jeden Fall einzeln abwägen.

Nach einigen Jahren verstand ich also, warum manche der Entscheidungen für meine Patienten nicht die Zustimmung meines Chefarztes bekamen. Schickte ich eine Patientin nach Hause, die nachts auf ihr Kniegelenk gestürzt war, ohne ihr für die Arthrose im Knie – die mir nebenbei bei der Untersuchung aufgefallen war – eine Prothese zu empfehlen, wurde er ungehalten. Ungeachtet dessen, dass die Patientin vor dem Sturz niemals Knieschmerzen gehabt hatte. Empfahl ich einem Patienten eine konservative Therapie anstatt der operativen, musste ich in der Besprechung schon gute Ausreden haben. Als Ärztin in Weiterbildung war ich nur sekundär mit der Wirtschaftlichkeit einer Maßnahme konfrontiert. Natürlich spürte ich, dass wir zu wenig Personal hatten und hörte in den Besprechungen vom Chefarzt, dass ich die Patienten früher entlassen sollte, aber ich musste keine Verantwortung für die schwarzen Zahlen der Abteilung tragen. Im Nachhinein eine sehr angenehme Position. Ich würde sogar so weit gehen, dass sie für Patienten manchmal die bessere ist. Einen Arzt zu haben, der sich weitestgehend unabhängig von wirtschaftlichen Bedingungen um seine Patienten kümmern kann, ist eine Seltenheit. Deshalb wären aber so manche Patienten bei einem Arzt in Weiterbildung besser aufgehoben als beim Chefarzt Dinosaurier oder dem Oberarzt Jaguar.

Auf meinem Weg durch diesen Dschungel der Welt der Ärzte in Weiterbildung richtete ich mir nach und nach einen ziemlich kühlen Platz in der Mitte ein. So leicht konnte mich kein Wind mehr umpusten, aber das lag hauptsächlich daran, dass ich an Ort und Stelle festgefroren war. Mich umgab ein schützender Panzer, der sowohl die Tritte der Kollegen und Vorgesetzten abdämpfte als auch die vielen menschlichen Tragödien, die ich täglich zu hören bekam. Ich wurde eine Kämpferin und entwickelte langsam aber sicher die Instinkte eines Leoparden.

7 Ich hasse alle Patienten – mein Wendepunkt

Nach ein paar Jahren in der Hölle kannte ich meine Feinde, meine Unterstützer und die Schlupflöcher. Ich wuchs an meinen Aufgaben. In der Klinik galt ich als verantwortungsvolle Ärztin, die eine gute Unfallchirurgin werden würde. Im Operieren wurde ich immer besser, die Stationsarbeit erledigte ich mittlerweile konzentriert und effizient.

Hin und wieder lobten mich Ober- oder Chefärzte, was einem Ritterschlag gleichkam. Immer seltener musste ich darum kämpfen, bei einer Operation dabei zu sein, sondern wurde selbstverständlich eingeteilt. Kollege Oberfeldwebel nahm nach seinem Facharzt einen Posten als Oberarzt in einer anderen Klinik an, Kollege Superman wechselte in die Anästhesie. Der Weg in die oberen Ränge wurde leerer. Die jüngeren Ärzte akzeptierten die Rangordnung und stellten seltener meine Position infrage. Ich musste weniger alltägliche Stationsarbeit ableisten und stand häufiger im Operationssaal. Dazu kamen Gutachten und krankenhausinterne Sitzungen, beides natürlich selbstverständlich außerhalb der regulären Arbeitszeit.

Als Routine würde ich es nicht bezeichnen, aber in meiner Arbeitswelt stellte sich eine angenehme Selbstverständlichkeit ein.

Leider war ich trotzdem alles andere als ausgeglichen. Der andauernde Schlafmangel und die eiserne Selbstdisziplin der letzten Jahre forderten bereits ihren Tribut. Langsamer arbeitende Kollegen konnte ich nur schwer ertragen. Kollegen, die Arbeit auf mich abwälzten, noch weniger. Fehler anderer Kollegen ausbügeln zu müssen, widerte mich an. Meine Ungeduld gegenüber jüngeren Kollegen wuchs. Der mangelnde Freizeitausgleich, der fehlende soziale Austausch außerhalb meiner Medizinerwelt hatten mich hart und unnachgiebig gemacht.

Meine Toleranz für Banalitäten sank. In gleichem Maß wuchs mein Übermut. Weniger Fehler im Arbeitsalltag zu verursachen und zu schwierigeren Fällen hinzugerufen zu werden, machte mich stolz und sehr wahrscheinlich zu einer schlechten Ärztin. Ich fühlte mich sicher in meiner Arbeitswelt und wusste, dass ich auch in schwierigen medizinischen Situationen irgendeine Lösung finden würde.

Nach einigen Gesprächen mit Ärzten, die viele Jahrzehnte klinische Erfahrung haben, weiß ich, dass diese persönliche Entwicklung absolut durchschnittlich ist. Wie sollte es auch anders sein. Die meisten Ärzte fühlen sich am Anfang überfordert und lernen aus vielen Fehlern. Im Laufe der Zeit verliert man die Demut und entwickelt eine Selbstsicherheit, die nur schwer von Ignoranz zu unterscheiden ist. Wie ich allerdings bald lernen sollte, ist diese Phase nur von kurzer Dauer. Die Medizin lehrt einem nämlich sehr schnell erneut das Fürchten. Oberarzt Graubart erzählte mir, dass sich diese Entwicklung bei ihm mehrfach wiederholte. Die scheinbare Selbstsicherheit der Berufserfahrung führte bei ihm wohl alle paar Jahre zu erneuter großer Unsicherheit.

Damals fühlte sich die Selbstsicherheit kalt, hart erarbeitet und notwendig an. Die oberärztliche Hyäne hatte ich im Schlaf nun schon mehrfach von der Klippe stürzen sehen. Zwar hatte ich niemals dabei nachgeholfen, aber machte es das besser? Hin und wieder traute ich mich sogar im realen Leben, der Hyäne zu widersprechen. Ohnehin hätte meine Voodoo-Puppe im Spind keine weiteren Nadeln erduldet.

In den ersten Jahren hatte ich mir selbst gegenüber kaum Raum für Fehler und Schwächen zugestanden. Ich rief bei jedem noch so kleinen Fehler noch am selben Abend in der Klinik an, um mögliche Konsequenzen für meine Patienten auszuschließen. Mein Verantwortungsgefühl für die Patienten war überaus hoch, höher als mir selbst gegenüber. Als Kollegin war ich niemals eine Hyäne. Ich schrie niemanden an und kam mit allen klar. Aber meine Gründlichkeit und mein Ehrgeiz führten sicherlich häufig zu genervtem Augenrollen bei den jüngeren Kollegen. Denn von ihnen verlangte ich natürlich ein ebenso penibles Vorgehen und wies sie auf unerledigte Dinge im Stationsalltag hin. Absolut nervtötend.

Privat hatte ich fast ausschließlich mit Medizinern zu tun, Freiraum für enge emotionale Bindungen gestand ich mir nicht zu. Der Facharzt für Unfallchirurgie stand immer an erster Stelle.

Weil ich im Arbeitsalltag meist klassifizierte und alles auf Tatsachen runterbrach, ließ ich noch mehr als ohnehin schon meine Gefühle außen vor. Einen schwachen Moment gönnte ich mir nur sehr selten. Zeit für Gefühlsduselei blieb nicht. Neben Achtzig-Stunden-Wochen, Fortbildungen, Sport und wenigen Stunden mit der Familie blieb für die Liebe ohnehin kein Platz. Ich hing in einer lockeren Beziehung fest, die sich ausschließlich darauf konzentrierte, einige spontane, erfüllende Nächte miteinander zu verbringen. Ausreichend, wenn auch nicht immer befriedigend.

In diesem Beruf überleben eben nur die Härtesten unter den Harten, sagte ich mir und zog einen Panzer um mich. Nach außen hin wirkte ich professionell, in meinem Inneren eine Eiswüste. Im Alltag hatte ich zu wenig Zeit, um wirklich darüber nachzudenken, wie unglücklich ich eigentlich war. Ich konzentrierte mich auf die positiven Errungenschaften.

In der Abteilung schafften wir es, einige Arbeitsbedingungen zu unseren Gunsten zu verändern. Wir bekamen nach vielen Gesprächen mit unserem Chefarzt und der Personalabteilung Stationshilfen und konnten einige Tätigkeiten delegieren. Unsere Arbeitszeit wurde an Tagen mit Vierundzwanzig-Stunden-Dienst und anschließender Visite auf die vierundzwanzig Stunden reduziert. Wir hatten es tatsächlich geschafft, die Dreißig-Stunden-Tage abzuschaffen. Vielleicht nur ein Tropfen auf dem heißen Stein, aber wir Ärzte in Weiterbildung merkten spürbar, wie sich unsere Situation verbesserte. Noch immer mussten wir uns in den Besprechungen von den Oberärzten anhören, dass unsere Forderungen für die Veränderungen der Arbeitsbedingungen unrealistisch seien, aber so langsam spürten wir wärmeren Wind.

Auch die alltägliche Arbeit war entspannter dank meines effizienten Systems der Patienten- und Arztkategorien. Die fleißige Biene, Sportlerin Mitte sechzig, hatte sich den Meniskus eingerissen? Ab in den OP-Saal. Die Beschwerden des immer wiederkehrenden Chamäleons in der Notaufnahme nahm ich kaum noch wahr und ließ ihm die stets geforderte Schmerzinfusion anhängen. Um die Raben in der Abteilung der chronischen Schmerztherapie versuchte ich einen riesigen Bogen zu machen, die Straußenköpfe zog ich meist etwas unsanft aus dem Sand. Was kaputt war, musste eben gerichtet werden. Fertig. Keine langen Reden, kein weiteres Nachdenken, ab geht's. Zum Innehalten und für zweite Meinungen blieb keine Zeit. Dass ich damit vielleicht auch bei dem einen oder anderen Patienten am tatsächlichen Bedarf vorbeiarbeitete: wahrscheinlich. Zeit für die genaue Klassifikation blieb aber nicht.

Insbesondere zu Urlaubszeiten war die Frequenz in der Notaufnahme besonders hoch. Wir nannten diese Wochen immer die Reisesprechstunden. Jeder zweite Patient beklagte seine seit Wochen bestehenden Beschwerden an Schulter, Nacken, Wade oder Oberschenkel. »Die Wade brennt. Könnte das schon die Vorstufe einer Thrombose sein? Und wird es eine, wenn ich jetzt in den

Flieger nach Mallorca steige?« – »Eigentlich wollte ich im Urlaub schwimmen gehen, habe aber sei zwei Monaten so Schulterschmerzen. Geht das, ich fliege schon morgen?«

Mit steigender Berufserfahrung und Unausgeglichenheit wurde ich immer ungehaltener, wenn ich es mit Chamäleons oder Raben zu tun hatte. Ich unterstellte ihnen nicht, keine Beschwerden zu haben. Ganz im Gegenteil. Ich wusste, dass ihre Symptome ernst zu nehmende Krankheiten waren. Leider erfordert die Behandlung von Chamäleons und Raben viel Zeit, Ruhe und meist multimodale Konzepte, bei denen mehrere Abteilungen mitarbeiten. Chamäleons und Raben sind in der Notaufnahme aber an der falschen Adresse. In Anbetracht der vielen Arbeit und wenigen Zeit kann man ihnen nicht gerecht werden und leider auch nicht suffizient helfen. Zeit für längere Gespräche und Ursachenforschung (Vorgeschichten, Leidenswege, Vorbefunde und aktuelle Symptome) bleibt einem bei den fünf Minuten in der Notaufnahme nicht. Ich entließ sie meist ungehalten ob meiner eigenen inneren Härte mit den Worten, sich bei ihren behandelnden Ärzten vorzustellen. Es war frustrierend, für beide Seiten.

Zuweilen wurde ich auch lauter, wenn sich die Patienten beschwerten. Natürlich wusste ich, dass meine Explosionen auch damit zu tun hatten, dass ich selbst nicht entspannt und ausgeglichen war. Traf ich allerdings auf Patienten, die nicht nur in der Notaufnahme an der falschen Stelle waren, sondern aus medizinscher Sicht wirklich keine Behandlung benötigten, wurde ich richtig wütend.

Da war zum Beispiel L. Sie bekam eines Nachts meine Härte zu spüren, als sie sich mit dem Rettungsdienst in die Notaufnahme fahren ließ. Sie hatte sich mit einem Glas in den künstlichen Fingernagel geschnitten. Sie saß weinend und schließlich erbost vor mir, als ich ihr erklärte, dass ich weder die vermeintliche Wunde versorgen noch ihren Transportschein für die Fahrt im Rettungswagen unterschreiben würde – weshalb sie selbst zahlen musste. Was für eine Unverschämtheit.

Ein Schnitt mit dem Messer beim morgendlichen Schmieren des Marmeladenbrots oder beim abendlichen Raspeln der Gurke führt regelmäßig zu unnötigen Besuchen in der Notaufnahme. Die Korrektur mit der Nagelschere zähle ich bis heute nicht zu meinen Aufgaben, obwohl ich sie außerordentlich häufig durchführen muss. Insbesondere bei der Vorbereitung von Patienten für Fuß- oder Handoperationen bin ich immer wieder überrascht, wie ungepflegt viele Menschen sind. Diejenigen, die sich vor einem Unfall nicht duschen konnten und die stinkigen Socken von der Arbeit anhaben, zähle ich übrigens nicht dazu. Vielmehr spreche ich von Fußnägeln, die sich durch die Schuhe oder in die Haut bohren und unter denen der Dreck vieler Jahre steckt.

Aufklärungsarbeit gehört zu den wichtigsten Aufgaben eines Arztes in der Notaufnahme. Aber auch dafür fehlte mir um drei Uhr nachts irgendwann die Motivation. Warum aber stellt sich auch genau um diese Uhrzeit ein Patient die Frage, ob der Nagelpilz an der großen Zehe nicht doch eine eitrige Entzündung ist? Sehr wahrscheinlich hat es mit der wachsenden Dauerangst vieler Menschen zu tun, die sich bei Dr. Google noch weiter verunsichern lassen. In der ersten Zeit meiner Arbeitsjahre begegnete ich den verängstigten Patienten meist interessiert. Was steckte wohl dahinter, wenn sich eine zwanzigjährige Patientin um vier Uhr morgens Gedanken machte, ob der blaue Fleck am Knie nach einem Anpralltrauma nicht doch eine Entzündung der Venen sei. Was führte S. zu uns, der seine Schürfwunde am Unterarm von einem Arzt beurteilen lassen wollte.

Pflaster auf Schürfwunden, kleine, oberflächige Schnittwunden oder aufgekratzte Insektenstiche zu kleben, hasste ich ganz besonders. Denn auch für diese Banalitäten, die keinerlei ärztliche Behandlung erforderten, musste ich einen Brief schreiben. Meist waren die Patienten mit kleinen, nicht dringlichen Verletzungen oder Erkrankungen in unserem Triagesystem blau. Die Ersteinschätzung des ausgebildeten Notaufnahmepersonals ergab, dass eine Behandlung innerhalb von hundertzwanzig Minuten nicht notwendig sei. Genau deshalb sind diese Patienten, deren Behandlung zwei Sekunden dauert, auch diejenigen, die am längsten auf eine Behandlung warten müssen. Das führt in aller Regel zu lebhaften, wiederholten Nachfragen der Patienten. Wenn man in einer städtischen Notaufnahme arbeitet, kann die Wartezeit für solche Verletzungen durchaus fünf Stunden betragen. Verständlich, dass die Patienten dann beim Aufrufen in der Cafeteria sind, Eis essend oder Kaffee trinkend durch die Gänge marschieren oder die Nachbarin auf Station besuchen. Noch mehr Zeit vergeht. Meist wird dann bei diesen nicht dringlichen Besuchen ein zusätzlicher Behandlungswunsch geäußert. »Wenn ich schon mal da bin, könnte ich auch noch ein EKG haben?« – »Zurzeit brennt es auch so beim Wasserlassen. Könnten Sie vielleicht einen Urinstatus machen? Und dabei gleich schauen, ob ich schwanger bin?« – »Nebenbei, meine Impfungen sind eigentlich alle wieder fällig. Könnten Sie auch Masern, Mumps und Röteln auffrischen?« Nein. Einfach nur nein.

Die Anzahl derjenigen, die die ärztliche Behandlung auf eigene Verantwortung ablehnten und sich selbst nach Hause entließen, war übrigens ähnlich hoch und hinterließ eine ebensolche Frustration.

Da war J. Dreizehn Jahre alt, mit einer versorgungspflichtigen Wunde im Bereich des Kniegelenks. Der Schleimbeutel war zerfetzt und verdreckt. Er weigerte sich standhaft, trotz des mütterlichen Angebots eines neuen Handys, die Wunde versorgen zu lassen. Nach zwanzig Minuten intensiver Diskussion musste ich allerhand Zettelkrams ausfüllen und Briefe schreiben. Natürlich hatte er auch nicht den notwendigen Impfschutz, sodass ich noch weitere Unterschriften auf ausgedruckten Zetteln benötigte. Die Patienten, die sich selbst entlassen und auf die ärztliche Behandlung verzichten, müssen in einem Dokument unterschreiben, dass sie über mögliche Folgebeschwerden, Komplikationen und tödliche Verläufe aufgeklärt wurden. Auch Behandlungen ohne Messer haben Nebenwirkungen, gänzlich unterlassene Behandlungen ohnehin. Die Eltern von nicht geimpften Kindern, die auch nach meiner Aufklärung die Impfung verweigern, lasse ich dieses Dokument ebenfalls unterschreiben. Eine ärgerliche, zeitaufwendige Angelegenheit. Im Fall von J. ganz besonders, weil das Hauptproblem sicherlich nicht beim Patienten selbst, sondern bei seiner Betreuungsperson lag.

Noch ganz genau erinnere ich mich an T. Es war Sonntagmorgen, neun Uhr. Ich hatte fünfzehn der achtzig Patienten auf unseren Stationen visitiert. Drei ungeplante Entlassungen waren dazugekommen. Patienten, die am Vortag betrunken gestürzt waren, wollten nach Hause. Außerdem eine junge Frau mit unkompliziertem Schädel-Hirn-Trauma, die nach vierundzwanzig Stunden neurologischer Überwachung nun genug von der schnarchenden Bettnachbarin hatte. Ein Berg an zusätzlicher Arbeit. Denn kein Patient durfte das Krankenhaus ohne Brief verlassen. Schriftliche Anordnung vom Chef.

Kein Problem. Die Patienten mussten sich nur etwas gedulden.

Als ich im dreißigsten Zimmer angekommen war, war es bereits 11 Uhr 30. Ein weiterer Patient wollte gerne nach Hause gehen, da seine Freundin Geburtstag feierte. Er war Anfang zwanzig und vor Tagen als Fahrer in einen Autounfall verwickelt worden. Sein Schlüsselbein, mehrere Rippen und das Handgelenk waren gebrochen. Wir hatten seine Operationen des Schlüsselbeins und des Handgelenks für den kommenden Dienstag geplant. Dazu hatte er noch eine kleine Milzverletzung, die vorerst konservativ behandelt wurde. Erst an jenem Morgen war er von der Intensivstation auf unsere Normalstation verlegt worden. Die Blutwerte waren stabil. Ich riet ihm zu bleiben. Davon hielt er nichts. Er fühle sich eingesperrt, sagte er, ein Krankenhaus sei schließlich kein Gefängnis. Er könne selbst entscheiden. Zur operativen Versorgung komme er dann einfach am Dienstag wieder. Der Bettnachbar dürfe schließlich auch nach Hause gehen. Den habe vor zwei Tagen eine dicke Eisenstange am Schädel erwischt, das sei ja wohl schwerwiegender.

Er hatte recht. Natürlich durfte er selbst entscheiden. Aber die schwerwiegende Traumafolge schätzte er leider falsch ein. Ich erklärte ihm ausführlich, was eine zweiseitige Milzruptur ist. Sollte die Milzkapsel doch noch einreißen oder sich der Bluterguss ausbreiten, war die Wahrscheinlichkeit groß, dass er daran verstarb, noch bevor er das Krankenhaus erreicht hätte. Er bat um Bedenkzeit.

Meine Visite wurde kurzfristig durch eine ungeplante OP unterbrochen. Als ich um 15 Uhr aus dem Saal kam, entließ sich der junge Mann mit Unterschrift auf eigene Verantwortung nach Hause. Auf meinem Bogen stand dick und fett unterstrichen: Lebensgefahr. Komplikation: Tod. Ein Freund holte ihn ab, seine Eltern durfte ich auf Nachfrage nicht verständigen. Dem diensthabenden Oberarzt sagte ich trotzdem Bescheid. Mir war nicht wohl dabei.

Der Oberarzt setzte sich, ohne zu zögern, mit den Eltern des Patienten in Verbindung. Er informierte sie nicht gerade sachlich über die »gnadenlose Dummheit« ihres Sohnes, sodass ich keine Stunde später einen neuen Aufnahmebericht für den nun doch einsichtigen Patienten anlegen musste. Eigentlich ist es gemäß unserer Schweigepflicht nicht möglich, Angehörige oder andere Menschen über Krankheiten zu informieren, obwohl ein Patient es nicht wünscht. In diesem Fall hatte der Oberarzt die Eltern schon mehrfach am Krankenbett der Intensivstation angetroffen und wusste, dass sie über den Aufenthalt ihres Sohnes Bescheid wussten. Trotzdem handelte er gegen das Gesetz. In diesem Fall hatte es glücklicherweise keine Konsequenz für ihn. Der junge Mann hatte in der Zwischenzeit so starke Schmerzen durch seine vielen Verletzungen bekommen, dass er schlussendlich froh war über die Intervention des Oberarztes. Ich hatte mich zwar in allen möglichen Dokumenten persönlich abgesichert, indem ich mehrfach aufschrieb, dass ich den Patienten über die lebensgefährliche Entscheidung informiert hatte, aber meine Approbation zu gefährden, dazu war ich nicht bereit gewesen.

Generell hasste ich es, mit Patienten darüber diskutieren zu müssen, ob sie sich nun auf unserer Station aufnehmen lassen würden oder nicht. Ganz besonders häufig kam das beim alljährlichen Stadtfest vor. Die Liegen in der Notaufnahme waren nachts überfüllt mit betrunken gestürzten, kotzenden Patienten. Kopfplatzwunden, Schnittverletzungen, Schlägereien. Die Versorgung der Patienten erfolgte in Fließbandarbeit. Vor allem die jüngeren hatten nicht nur in Bier gebadet. Sie stanken nach Marihuana oder hatten Tabletten mit Smileys in der Tasche.

Die Intensiv- und Überwachungsbetten waren belegt mit überdosierten, kaputten Körpern, die sich selbst und das Pflegepersonal gefährdeten und sich am nächsten Tag an nichts erinnern konnten. Die Rettungsdienste karrten einen müden Patienten nach dem anderen an – um 0 Uhr, um 1 oder 2 Uhr nachts.

Einer der vielen war P. Es war fünf Uhr morgens, er hatte einen Bluterguss am Auge, Blut sickerte aus seiner Nase. Er war betrunken, wenig kooperativ, wankte, lallte. Leider war er nicht betrunken genug, um nur noch zu liegen. Sein ebenso betrunkener Freund begleitete ihn. Die Polizei hatte die beiden am Straßenrand aufgelesen und den Rettungsdienst alarmiert. Natürlich konnte sich keiner der beiden an irgendetwas erinnern. Laut Leitlinie gehört eine alkoholisierte Person, die auf den Schädel gestürzt war, in die Computertomografie. P. war neurologisch nicht beurteilbar, klinisch zumindest das Jochbein und die Nase gebrochen, vielleicht auch mehr. Selbstverständlich blieb er nicht ruhig liegen für die Untersuchung. Als ich ihm die Situation erklärte, fand sein

Freund alles ziemlich komisch und fiel lachend vom Stuhl in den Wartebereich. Meine Arbeit nicht zu hassen, fiel mir schwer.

Natürlich lehnte er die Untersuchung ab, wollte aber auch keinem Verwandten Bescheid geben, der für ihn gegen ärztlichen Rat die notwendigen Entlassungspapiere unterschreiben würde. Als er ärgerlich und unruhig wurde, ging ich ihm aus dem Weg. Er verließ taumelnd und polternd die Notaufnahme. Fünf Minuten später gab ich der Polizei Bescheid, die ihn an der Bushaltestelle vor dem Krankenhaus fanden. Er ließ sich widerstandslos auf die Trage und ins CT schieben. Er hatte eine Mittelgesichtsfraktur und eine kleine Blutung im Gehirn. Sprich: eine möglicherweise lebensgefährliche Verletzung.

Langsam aber sicher begann ich, meine Arbeit zu hassen. Lediglich das Festhalten an meinen Kategorien und Klassifikationen sowie wirklich operationsbedürftige Verletzungen konnten mich noch mit Freude erfüllen.

Und dann kam in einer Freitagnacht K. und brachte alles ins Wanken.

Mir war kalt, ich war müde und mir war schlecht. Seit mehreren Wochen konnte ich Essen nicht mehr richtig verdauen, mein Kreislauf war im Keller. Ich trank ständig Kaffee und Cola light. Mein Arbeitsalltag hatte mich an die Grenzen meiner Belastbarkeit gebracht.

Um zwei Uhr nachts hing ich schlaftrunken im Sessel, den Kopf hatte ich auf dem Tisch abgelegt, als K. mit dem Rettungsdienst aus einem Pflegeheim eingeliefert wurde.

K. starrte mich mit ruhigen Augen an. »Ich bin hier, um zu sterben.« Na prima. Mein Bauchgefühl, das den blassen Mann sofort einordnen konnte, bestätigte leider seine Vermutung. Er hatte eine Blutvergiftung, sein rechtes Bein war vom Fuß bis zum Knie mit rötlichen, schwärzlich blauen Blasen übersät, das Gewebe knisterte wie aufgeblasene Folie.

Innerhalb von dreißig Minuten waren wir im OP. Meine Aufklärung ließ sehr zu wünschen übrig. Wahrscheinlich brachte ich es gerade noch fertig, ihm zu erklären, dass wir versuchen würden, sein Leben zu retten, in welcher Form auch immer. Seine Worte werde ich nicht vergessen: »Ihr werdet keinen Erfolg haben. Es gibt niemanden mehr, den ihr verständigen könnt. Ich habe niemanden. Keine Kinder, keinen Hund, keine Katze. Das war's.«

In den dreißig Minuten verständigte ich das OP-Team, die Anästhesie, meinen Oberarzt und bereitete alles vor. Als wir zum Messer griffen, hatte sich das Bakterium bereits in den rechten Oberschenkel gefressen. Wir amputierten das Bein und sahen, wie sich das Gewebe in der Leiste und der Bauchdecke veränderte. Er verstarb noch auf dem OP-Tisch. Bis heute weiß ich nicht, ob es sich um eine Infektion mit dem fleischfressenden Bakterium oder mit einem Anaerobier, zum Beispiel dem Gasbrand, handelte. Diese Infektionen sind sehr, sehr selten und treffen meist schwerstkranke Patienten. Bisher habe ich glücklicherweise nur zwei weitere Patienten mit den sogenannten fleischfressenden Bakterien gesehen. Beide überlebten, auch da der Verlauf nicht so rasant war. Aber ob es nun dieses Bakterium oder ein Anaerobier war: eigentlich egal. K. war tot.

Ich stand in einer Blutlache, das abgetrennte Bein in einem Eimer neben uns, und fragte mich, ob ich in den dreißig Minuten bis zu OP eine einzige Sekunde damit verbracht hatte, dem Mann die Hand zu halten und ihm in seinen letzten Minuten beizustehen. Nein. Keine einzige Sekunde. Ich war gerannt und hatte verloren.

Ich ging zurück in die Notaufnahme.

Um 5 Uhr kam L. Er war der Tropfen, der alles zum Überlaufen brachte. Er stellte sich mit Muskelkater im Oberarm vor, nachdem er am Vortag mehrere fünfundzwanzig Kilogramm schwere Säcke getragen hatte. Außerdem wollte er sich noch nach einem eingelieferten Patienten erkundigen. Ich explodierte und verwies ihn wütend der Notaufnahme. Ich fragte ihn, was er sich eigentlich dabei gedacht hatte, sich mit so einem Unsinn nachts vorzustellen.

Ob er noch alle Tassen im Schrank hätte? Genau in diesem Wortlaut. Ich hasste sie alle. Die Patienten, die Dienste, die Schlaflosigkeit, die verlorene Zeit, die rücksichtslosen Zustände, die andauernde Verfügbarkeit, den pausenlosen Dauerstress.

Als L. davonschlich, ging ich genauso wütend wie erschrocken zurück in das Aufenthaltszimmer der Notaufnahme. Die Kollegen sahen mich mit großen Augen an. Eine Notaufnahmeschwester lachte sich halb tot, der Pfleger schüttelte angewidert den Kopf. »Musste das jetzt sein? Der kann doch auch nichts dafür.«

Ich wusste ehrlich gesagt, nichts mehr mit mir anzufangen. Ich hatte einen Patienten im OP verloren, einen Patienten angeschrien und mich absolut unprofessionell verhalten. Ich war ein Wrack.

In der Besprechung am Morgen ging es hoch her. Der vermutete Gasbrand der Nacht hatte alle Kollegen rasch wach gemacht, jeder wollte die Bilder sehen. Kollege Hyäne zuckte in der vorderen Reihe nur mit den Schultern: »Ist ja auch egal. Immerhin können wir die OP abrechnen. Hat er es auf die Intensivstation geschafft? Dann könnten wir noch ein paar Beatmungsstunden rausschlagen.«

Ich verließ den Besprechungsraum mit trängengefüllten Augen. Die Hyäne hatte das Gesundheitssystem auf das reduziert, was es war: ein Wirtschaftsbetrieb, der selbst aus Toten Geld machte. Ich hatte vierundzwanzig Stunden durchgearbeitet, das Resultat war ernüchternd.

Auf dem Heimweg wartete am Ausgang der Klinik jemand auf mich. Es war L. Der junge Mann mit dem Muskelkater in den Oberarmen. Er kam auf mich zu. »Frau Doktor. Entschuldigung. Das mit den Armen ist wirklich nicht so schlimm. Eigentlich wollte ich mich nur nach einem Patienten erkundigen, habe mich aber nicht getraut. Sie haben mich ja nicht ausreden lassen. Ich bin L., der Enkel von K. Das Pflegeheim hat mich heute Nacht angerufen, obwohl er es ihnen verboten hat. Er ist mein letzter Verwandter. Aber er wollte mich nie bei sich haben. Die Leute vom Pflegeheim sagten, er sei zu Ihnen gekommen und dass es ihm sehr schlecht gehe. Können Sie mir sagen, wie es ihm geht? Ich möchte wenigstens wissen, wann es zu Ende geht.«

Mitten auf dem Vorplatz des Krankenhauses brach ich sintflutartig in Tränen aus, erzählte ihm von K.s Tod und davon, dass ich ihm die letzten Minuten nicht erleichtern konnte. Wir weinten gemeinsam, bis keine Tränen mehr vorhanden waren. Am Ende tröstete L. mich. Er bedankte sich bei mir für meinen Einsatz und fuhr in einem Taxi davon.

Diese Nacht veränderte mein Leben.

Mein ganzes Bemühen, Patienten entsprechend ihrer Einteilungen in Kategorien und Verletzungen zu therapieren, hatte sich plötzlich in Luft aufgelöst, und eigentlich war mir das schon immer klar gewesen. Ich hatte schon vorher Patienten sterben sehen. Auf dem OP-Tisch, im Schockraum, im Patientenzimmer, in der Notaufnahme. Patienten zu verlieren gehört dazu. Von außen betrachtet war K.s Tod absolut unumgänglich.

Warum also beschäftigte er mich so sehr, dass ich eine Woche nur in schwarzer Kleidung aus dem Haus ging und mich jeden Abend in den Schlaf weinte? Bisher haben mich nur ganz wenige Patientenfälle lange beschäftigt. Ich erinnere viele. Aber sie gehen mir nicht nahe. Es sind die drei, vier Patienten, die du mit ins Herz nimmst, die den errichteten Panzer durchbrechen und dir plötzlich wieder zeigen, dass du Mensch bist und bleibst.

Mein Panzer war in tausend Stücke zerplatzt, meine Seele war schutzlos wie ein kleines Häufchen Elend in Embryonalschutzhaltung in die Ecke gekrochen. Ich trauerte. Ich hatte Mitleid mit K. Ich hätte ihm beistehen sollen, in seine Augen schauen und ihm die letzten Minuten seines Lebens erleichtern können, indem ich einfach für ihn da gewesen wäre. Aber alles was ich hatte, war ein Messer. Und das hatte ihn nicht retten können.

Was mich so persönlich mit K. verband, war, dass ich mich mit meinem eigenen Leben zu beschäftigen begann. Ich hatte mir einen schönen Eispalast in der Hölle gezimmert, immer die nächste Stufe im Blick, die wärmere Luft in Aussicht. Aber diese Hölle war einsam. Sollte ich irgendwann auch jemand sein, der niemanden hatte oder niemanden um sich haben wollte? Keinen Mann, keine Kinder, nicht mal eine Katze oder einen Hund? Würde ich am Ende des Lebens dastehen und nur auf ein Messer zurückblicken können?

Nein. Das wollte ich nicht. Das Leben in der Unfallchirurgie mit ihren Arbeitsbedingungen hatte mich zu einer Frau gemacht, die ich nicht sein wollte.

Die Hyäne hatte es auf den Kopf getroffen. Die Patienten waren die Bausteine in einem Wirtschaftsbetrieb, wir Ärzte unwichtige Figuren, die die Zahnräder in Betrieb halten mussten. Um zu funktionieren, hatte ich mich anpassen müssen. Emotionen, Menschlichkeit, Fürsorge, Mitleid und der zweite Blick hatten in diesem System keinen Platz mehr. Eine Reduktion auf die medizinischen Fakten und Einteilungen, war das Einzige, was für mich zählte. Endlich hatte ich verstanden, dass das System zwar gewann, aber wir Menschen und Ärzte verloren. Dabei war ich ursprünglich mal Ärztin geworden, um Menschen zu behandeln, zu heilen und ihre Symptome zu lindern.

Abgestumpft und müde musste ich mir nur eingestehen, dass ich vielleicht systemgerecht diese Rolle erfüllte, aber mir selbst in keinster Weise gerecht wurde. Ich war unzufrieden, die Patienten ebenfalls, die Sonne war aus meinem Leben verschwunden.

Mir wurde abrupt klar, dass ich nur dann eine gute Ärztin werden würde, wenn ich den ganzen Hass hinter mir lassen konnte. Mich für meine Patienten einzusetzen, menschliche Medizin zu praktizieren, mir selbst und meinen Patienten gerecht zu werden, ging überhaupt nur, wenn ich mich gegen das System, aber für die Menschlichkeit entschied.

Das allerdings setzte voraus, dass ich mich zuallererst um mich und meine Gesundheit kümmerte.

8 Aus der Hölle gibt es nur einen Weg – nach oben, oder?

An meinem absoluten Tiefpunkt angelangt kam ich ins Grübeln. Medizinerin zu sein war einfach. Ich musste nur den Anweisungen folgen, leitliniengerechte Therapien anordnen, wissenschaftlich arbeiten und auf Schlaf verzichten. Meine Chefs waren zufrieden mit mir. Aber ich hatte mich als Mensch verloren. Ursprünglich hatte ich Medizin studiert, um Wissenschaft und Menschlichkeit zu vereinbaren. Dieses Ziel hatte ich komplett aus den Augen verloren.

Ärztin zu werden, bedeutet mehr, als sich um Prävention, Diagnostik, Therapie und Nachsorge zu kümmern. Ärztin zu sein, bedeutet empathisch zu sein, moralische und ethische Entscheidungen zu treffen, nachzudenken, sich auszutauschen und daran zu orientieren, was der Patient benötigt.

Natürlich kann man Patienten nur beraten und zusammen mit ihnen zu einer Entscheidung hinsichtlich ihrer Therapie kommen, das Selbstbestimmungsrecht eines jeden Menschen steht an erster Stelle. Aber warum entscheiden sich so viele Patienten für eine ärztliche Behandlung, obwohl sie keine bräuchten? Und warum entscheiden sich so viele Patienten gegen die Behandlung, obwohl sie medizinisch gesehen sinnvoll wäre? Und warum ließ mich diese Situation so unzufrieden zurück? Hätte es mir nicht egal sein können, wenn ich mein Bestes getan hatte? Waren wir in unseren Kliniken so weit weg vom tatsächlichen Bedarf der Menschen?

Ich beschloss, dieses Mal in einer nahe gelegenen Region Urlaub mit meinen besten Freunden zu machen. Zeit für Besinnung und Grundsätzliches. Wer sollte besser geeignet sein, mich auf den Boden der Tatsachen zurückzuholen, als diejenigen, die mich schon mein Leben lang kannten.

Zum allerersten Mal seit Beginn meiner Arbeitszeit ließ ich alle Bücher und Fortbildungsmöglichkeiten zu Hause liegen, genoss die Sonne und die Stunden ohne Telefon. Schlaf konnte ich allerdings nur bedingt nachholen. Mein Körper hatte sich an die unruhige Dienstbelastung gewöhnt. Ich versuchte, einen Tagesrhythmus einzuhalten, weniger koffeinhaltige Getränke zu trinken, regelmäßig zu essen. Nach zehn Tagen spürte ich eine deutliche Veränderung. Mein Körper entspannte sich. Schultern und Nacken wurden lockerer, die täglichen Wanderausflüge und Bahnen im Schwimmbecken machten meine Muskulatur geschmeidig, der Wind in den Haaren vertrieb die düsteren Gedanken. Zum allerersten Mal dachte ich nicht an die Klinik, sondern genoss das Beisammensein mit meinen Freunden. Ich erfuhr von dem Bandscheibenvorfall eines Freundes, von der bösartigen Erkrankung einer Freundin, von geplanten Hochzeiten und von Schwangerschaften in meinem Freundeskreis. Mein Leben hatte zu lange nichts mehr mit dem durchschnittlichen Alltag eines Menschen zu tun gehabt. Viel zu lange hatte ich meine Freunde und Familie vernachlässigt.

Die Freunde beschäftigten sich mit Hochzeitsplanungen und suchten Babykleider aus, sie bauten Häuser oder wechselten den Job. Eine langjährige Beziehung von Freunden war in die Brüche gegangen, die Ehe meiner Nachbarn von früher gescheitert. Alltag, den ich seit Jahren irgendwie mehr verpasst als erlebt hatte. Diese Menschen hatten Sorgen, Ängste, Freude, Liebe, Spannung,

Entspannung – die gesamte Bandbreite der alltäglichen Gefühle. Mir blieb nach Jahren der Selbstdisziplin ein Panzer der Professionalität, Sarkasmus und Ironie.

Ich hatte eben nicht mein Bestes getan. Das Beste wäre gewesen, mich mit den Patienten als Menschen auseinanderzusetzen. Hatte ich K. die Möglichkeit eingeräumt, sich gegen die Operation zu entscheiden? Irgendwie hatte ich das natürlich vor der Operation erwähnt. In K.s Fall war die OP der letzte Strohhalm, die letzte Möglichkeit, sein Leben zu retten. Die Alternative, ihn ohne Operation sterben zu lassen, hatte ich nicht in Betracht gezogen. K. hatte die Aufklärung für die Operation unterschrieben. Seine Augen waren wissend, entspannt und gütig gewesen. Im Nachhinein glaube ich, dass die Alternative für uns behandelnde Ärzte schwieriger zu akzeptieren gewesen wäre als für K. War uns bewusst, dass wir wahrscheinlich verlieren würden? Ja. Das war es. Und doch hatten wir es nicht akzeptieren können. Weder mein Oberarzt, noch der aufklärende Anästhesist noch ich hatten einen zweiten Blick riskiert. Ging es uns bei anderen Patienten ähnlich?

Als Unfallchirurgin arbeite ich in einem operativen Fach, die Möglichkeiten der konservativen Therapien ohne Messer spielen bei uns nur eine untergeordnete Rolle. Wir wurden zum Operieren ausgebildet. Aber viele dieser Entscheidungen für das Messer haben keine ethischen, moralischen oder menschlichen Beweggründe. In manchen Fällen sogar nicht einmal wissenschaftliche. Da wir uns kaum mit der Alternative beschäftigen, gibt es oft als einzig denkbare Lösung die Operation. Ich erinnerte mich an zahlreiche Abteilungsbesprechungen, in denen wir Indikationen für die operativen Versorgungen besprochen hatten. Die Kollegen der Abteilung plädierten doch häufig für OPs, wenn es um Brüche ging, die man theoretisch auch konservativ therapieren konnte. »Wir sind ein Krankenhaus. Wir sind fürs Operieren zuständig. Wer das nicht möchte, soll nicht kommen. Der kann ja auch zum niedergelassenen Orthopäden. Der wird schließlich dafür bezahlt.« Am Ende jedes Tages, Monats und Jahres zählten nur die Zahlen.

Diese Orientierung an der Wirtschaftlichkeit hatte sich uns tief eingebrannt. In den Frühbesprechungen der Abteilung besuchte uns ab und an jemand aus der Verwaltung. Bereits zu früher Morgenstunde wusste diese Person, welche Patienten neu aufgenommen worden waren. Zudem kannte sie den Versicherungsstatus: privat, gesetzlich, zusatzversichert oder ohne Krankenversicherung. Sie wies uns jedes Mal darauf hin, dass Patienten erst dann operiert werden durften, wenn sichergestellt war, wer die Kosten übernimmt. Mein Chef hielt sich sehr selten an diese Anweisung. Ich nahm damals an, dass es eine menschliche Entscheidung war. Damit der Patient nicht unnötig lange auf eine Operation warten musste. Der eigentliche Beweggrund aber war, dass wir für Patienten eine Fallpauschale bekamen. Ab dem Aufnahmetag kosten sie unsere Abteilung Geld. Der Erlös, die Fallpauschale des Patienten, ist immer gleich. Unabhängig davon, ob der Patient drei oder fünf Tage bei uns liegt. Operierten wir ihn erst am dritten Tag, kostete er die Abteilung also mehr, als wenn wir ihn bereits am dritten Tag operiert nach Hause entließen. Mein Chef pokerte also, die Kosten werden aber auch fast immer vom Sozialstaat übernommen. Hätte er bis zur Bestätigung der Kostenübernahme gewartet, hätte die Abteilung weniger an diesem Patienten verdient.

Die Entscheidung für eine Operation gegen eine konservative Therapie folgt ganz einfachen Prinzipien: Kam S. mit einem Bruch des Oberarmkopfes, wurde S. auch am Oberarmkopf operiert. Wir Ärzte in Weiterbildung beschwerten uns nicht. Nein, meist waren wir sogar sehr dankbar dafür. Diesen Eingriff dürfen Ärzte in Weiterbildung nämlich häufig unter Anleitung selbst durchführen. Operierten wir S. am Oberarmkopf und versorgten ihn zum Beispiel mit einer Platte, konnte S. am fünften Tag nach Hause, und wir bekamen die Fallpauschale für ihn. Operierten wir S. nicht und stellten den Arm in einer Schlinge ruhig, war das natürlich leicht entgangenes Geld. Im Übrigen ist ein Patient, der sich in diesem Fall für die konservative Therapie entscheidet, selten im Krankenhaus anzutreffen. Denn stationär gibt es dafür keine Fallpauschale. Entscheidet S. sich also gegen die Operation, muss er auch zwingend nach Hause, egal ob er sich dort selbst versorgen kann oder nicht. Kam S. an einem Freitag, wurde es knifflig. Wie sollte sich der Achtundachtzigjährige S. denn zu Hause alleine versorgen? Entschieden wir uns dazu, ihn über das Wochenende im Krankenhaus zu behalten, weil die Angehörigen noch Vorkehrungen für seine Versorgung treffen mussten, bekam die Abteilung für S. kein Geld, und der Patient musste spätestens am Montag um 11 Uhr die Station verlassen haben. Alternativ konnten wir das Patientenzimmer von S. während der Chefarztvisite abschließen oder S. im Aufzug verstecken. Sollte der Chefarzt nämlich mitbekommen, dass S. eine Fraktur hatte, die nicht operiert wurde und damit gar mehrere Tage im Krankenhaus lag, wurde er laut. Mit Sicherheit war im Anschluss dieser Visite ein Arzt in Weiterbildung zwei Köpfe kürzer und ein Patient mehr auf der Liste für die operative Versorgung. Zu den genauen Hintergründen dieses Abrechnungssystems erzähle ich Ihnen in Kapitel neun noch mehr.

Mit dieser Erkenntnis des Primats der Wirtschaftlichkeit verstand ich auch, warum wir ständig in Unterbesetzung arbeiteten. Ganz einfach: weniger Personal, weniger Kosten.

Nach meinem Urlaub kündigte ich. So einfach wollte ich mich nicht mit diesem System zufriedengeben. Irgendwo musste es doch eine andere Lösung geben.

Ich begab mich auf Stellensuche und arbeitete in allen Kliniken einige Tage Probe. Ich durchleuchtete die Teams, sprach mit den Gesundheits- und Krankenpflegern auf Station und in der Notaufnahme und mit den Betriebsräten. In vielen Kliniken waren die

Arbeitsbedingungen ähnlich. Siebzig- bis Hundert-Stunden-Wochen waren die Regel. Dennoch gab es einige eklatante Unterschiede. In manchen Kliniken gab es noch Sechsunddreißig-Stunden-Dienste, in anderen zwölf Stunden Schichtdienst. Einige reine orthopädische Kliniken zog ich ebenfalls in Betracht. Allerdings fand ich hier nur Abteilungen, die sich um ein einziges Gelenk kümmerten.

Natürlich wären die Dienste in einer rein orthopädischen Klinik angenehmer gewesen. Sie haben zwar auch die Türen für die Notfallversorgung geöffnet, können aber nachts viel Diagnostik nicht selbst durchführen. Deshalb werden sie von den Rettungswagen meist weniger angefahren. Auch die meisten Patienten in der Umgebung wissen, dass sie bei einem Notfall dort nur eine Erstversorgung bekommen können und fahren deshalb weiter. Die Dienstbelastung ist sicherlich trotzdem noch ausreichend hoch. Aber ich konnte mir nicht vorstellen, mich den Rest meines Lebens mit einem einzigen Gelenk des Körpers zu beschäftigen.

Ich vergrößerte meinen Suchradius, als ich feststellte, dass die Arbeitsbedingungen im engen Gebiet der Großstadt allesamt ähnlich schlecht waren. Außerhalb veränderten sich auch die Arbeitsbedingungen. Schlussendlich entschied ich mich für eine große Abteilung für Orthopädie und Unfallchirurgie, die auch Wirbelsäulenchirurgie umfasste. Auch hier waren die einzelnen Unterabteilungen in Sektionen unterteilt, durch die man aber einfacher rotierten konnte, als ich es bisher kennengelernt hatte. Ich entschied mich für diese Klinik, weil es dort keine Vierundzwanzig-Stunden-Dienste mehr gab und die meisten Mitarbeiter langjährige Arbeitsverträge hatten. Die Gesundheits- und Krankenpfleger waren teilweise seit zwanzig Jahren im selben Krankenhaus, es gab Ärzte, die ihre gesamte Weiterbildungszeit nur in diesem Krankenhaus absolviert hatten. Daher mutmaßte ich, dass Wert auf Konstanz und Mitarbeiterbindung gelegt wurde. Außerdem gab es einen starken Betriebsrat im Krankenhaus, der innerhalb der letzten Jahre einige Verbesserungen für die Mitarbeiter herbeigeführt hatte. Das kannte ich so gar nicht.

Innerhalb von drei Stunden hatte ich meine wenigen Sachen aus der kleinen Wohnung in der Nähe meiner alten Arbeitsstelle geräumt und war ohne eine Träne zu verlieren, umgezogen.

Nach K. brauchte ich einen Neustart. Ich wollte wieder lernen, Ärztin zu sein und Mensch zu bleiben. Dafür brauchte ich Zeit für mich selbst.

In meiner neuen Arbeitsstelle wurde ich herzlich aufgenommen. Nach wenigen Tagen war ich ein vollwertiges Teammitglied. Die Hierarchien waren zwar ebenfalls streng, aber der persönliche Umgang miteinander freundlicher. Auch hier gab es eine oberärztliche Hyäne, aber der Anteil der Bären und Panther war weitaus größer. Alle versuchten, ein freundliches Arbeitsklima aufzubauen und sich gegenseitig zu unterstützen. Der Personalschlüssel war deutlich besser als in vielen anderen Krankenhäusern. Um sieben Uhr morgens begann ich pünktlich die Visite und abends verließ ich regelmäßig zwischen 17 und 17 Uhr 30 das Krankenhaus. An Freitagen versuchten wir sogar, die Mittagsbesprechung vorzuverlegen, damit der Großteil der Abteilung bereits um 15 Uhr 30 das Krankenhaus verlassen konnte. Jeden Tag hatte einer der Kollegen Dienst bis 22 Uhr, um die nicht erledigte Arbeit auf den Stationen, im OP oder in der Notaufnahme abzufangen. Der Nachtdienst begann erst um die Mittagszeit, sodass wir am Vormittag noch einige Stunden Schlaf zu Hause aufholen konnten. Selbst wenn ich die Zeit vor einem Nachtdienst nicht zum Schlafen nutzte, war mein Gehirn doch deutlich entspannter, ich ging ausgeruhter zum Dienst, als wenn ich nach einem vollen Arbeitstag in den Nachtdienst starten würde.

Selbstverständlich verdienten wir dadurch weniger Geld als mit den Vierundzwanzig-Stunden-Diensten. Aber auch mit diesem neuen Dienstsystem musste ich nicht gerade am Hungertuch nagen. Wir arbeiteten ein, zwei normale Tage, hatten dann mal langen Dienst, mal Nachtdienst. Dann wieder einen normalen Tag und so weiter.

Allerdings gab es nun einen großartigen Unterschied. Plötzlich kam ich dazu, mein Geld auszugeben. Ich kaufte mir ein neues Fahrrad, neue Laufschuhe, reaktivierte meine Kletterausrüstung. Zwar konnte ich mich wegen der Dienste immer noch nicht im Sportverein zu Kursen anmelden. Aber eine flexible Zehnerkarte war drin. Die wöchentliche Arbeitsbelastung verringerte sich. Ich war zwischen fünfundvierzig und achtundsiebzig Stunden in der Klinik, je nach Dienstanzahl. Das Team organisierte sich prima. Einige Ärzte wollten lieber am Wochenende arbeiten, andere übernahmen gerne den langen Dienst am Abend oder die Nachtdienste. Natürlich ging nicht immer alles auf, aber wir stellten bereits zwei Monate im Voraus den Dienstplan fertig. Das war eine angenehme Veränderung. Ich konnte nun viel besser planen als mit dem bisherigen Dienstplan, der teilweile erst einige Tage vor Monatsbeginn eingetrudelt war.

Auf einmal konnte ich zu Geburtstagen gehen, mich zu Theater oder Kino verabreden. Hinzu kam, dass uns der Chefarzt der Abteilung mehr Fortbildungstage zubilligte, als im Tarifsystem vereinbart waren. Nach Absprache durften wir unsere Weiterbildungsinhalte sogar in die Arbeitszeit verlegen. Für die meisten abteilungsinternen Weiterbildungen wurde ebenso die Arbeitszeit genutzt, nur selten fanden Veranstaltungen am Abend oder am Wochenende statt. Eine tolle Veränderung.

Mit der Zunahme der freien Zeit veränderte sich mein Lebensgefühl. Ich nahm die Farben der Bäume wahr, genoss den Duft des frisch gemähten Rasens beim Joggen und freute mich über den Muskelkater in den Oberschenkeln. Mein Gehirn schwamm nicht andauernd in einer bleiernen Müdigkeit. Nur selten musste ich aufgrund eines plötzlichen Dienstausfalls für einen Kollegen einspringen, sie waren einfach seltener krank. Die größte Veränderung in meinem Alltag aber waren die Pausen. In dieser Klinik hatte es sich eingespielt, dass sich auch die Ärzte eine tägliche Mittagspause gönnten. Es war nicht jeden Tag möglich und auch nicht alle nahmen sich die Zeit, aber der Großteil der Ärzte aß regelmäßig und nahm sich hierfür mindestens fünfzehn Minuten Zeit. Möglich war das vor allem deshalb, weil wir mehr Personal hatten. Insbesondere konnten wir Aufgaben wie Blutabnehmen und das Schreiben der Briefe an angestellte Arzthelferinnen und andere Fachkräfte delegieren. Dadurch konnten wir Ärzte uns vor allem auf den Patienten selbst konzentrieren. Noch immer gab es viel Papierkram und gefühlt kam jede Woche eine Anweisung über eine neue notwendige Dokumentation hinzu. Aber im Vergleich zu meinem vorherigen Job war es eine deutliche Verbesserung.

Nach einigen Monaten hatte sich mein Leben komplett verändert. Ich traf unversehens auf Lichtungen mit strahlendem Sonnenschein, umgeben von herrlichen Wäldern. Die plötzliche Freiheit und das wunderbare Gefühl, ein kleines Leben außerhalb der Krankenhauswelt aufzubauen waren wie der Frühling nach einem kalten Winter.

Durch den sportlichen Ausgleich, mehr Schlaf und die Ruhestunden wurde ich geduldiger, ruhiger und automatisch entspannter. Ich hetzte zwar nach wie vor im Stechschritt durch die Flure, aber ich wurde gelassener. Nie wieder bin ich seither vor Erschöpfung im Flur fast zusammengebrochen oder konnte im Dienst keinen klaren Gedanken mehr fassen.

Die Rückmeldungen der Patienten, Kollegen und Gesundheits- und Krankenpfleger waren überaus positiv. Das Plus an Zeit gab ich an die Patienten weiter. Ich ging dazu über, meine Patienten ausreden zu lassen. Ich hörte ihnen zu und sprach ehrlich mit ihnen. Wenn du auf die Ängste und Sorgen zwischen den Zeilen achtest, ist vieles einfacher. Dadurch kann ich Entscheidungen, die vorher unklar für mich waren, viel besser verstehen. Meist hatten die Patienten einfach Angst. Sprach ich sie direkt darauf an, warum sie eine Behandlung ablehnten, war dies die häufigste Antwort. Das galt ebenso für die Patienten, die zu einer Behandlung gekommen waren, die auch die Hausapotheke mit einem Pflaster hätte übernehmen können. Ich lernte so viel mehr von den Patienten, als die ganzen Jahre zuvor, in denen ich keine Zeit fürs genaue Zuhören hatte.

Die Nähe zu meiner Familie und meinen Freunden machten mich wieder zur Tochter, Freundin, Enkelin und Schwester. Ich wurde um Rat gefragt, gebeten einen Kuchen für die Geburtstagsfeier zu backen oder zu einem Ausflug zum See eingeladen. Alles soziale Aktivitäten, die ich früher zumeist nicht wahrnehmen konnte.

Mit dem Erleben dieses eigentlich simplen Soziallebens wurde ich ganz langsam wieder zu dem Menschen, den ich kannte. Mein eisiger Panzer wuchs nie wieder. Stattdessen ließ ich auch in meinem Arbeitsalltag Gefühle zu. Ich lachte mit den Patienten und tröstete sie. Und ja. Bis heute empfinde ich tatsächlich Beileid, wenn ich einer Familie die Nachricht überbringen muss, dass ein Angehöriger verstorben ist, der sie ihr Leben lang begleitet hat. Es tut mir von Herzen leid. Früher hätte ich diese Empfindung nicht zugelassen. Inzwischen kann ich diese Nähe aufbauen, sie macht mich zu einer ehrlichen, authentischen, ungespielten Ärztin. Die meisten Patienten sind sehr froh mit jemandem zu sprechen, der nicht dem Stereotyp im weißen Kittel entspricht.

Mit dieser Erkenntnis versuchte ich, mich von meiner stereotypen Kategorisierung der Ärzte und Patienten zu lösen. Intuitiv hatte ich häufig schon eine bestimmte Einteilung bestimmt, aber ich konnte mir von nun an Zeit für den einzelnen Patienten nehmen. Oftmals konnte ich durch eine genauere Anamnese die Kategorisierung anpassen oder stellte fest, dass sich manche Patienten einfach nicht einteilen ließen. Löwen, Bienen und Sträuße waren einfach herauszufiltern. Insbesondere mit Raben und Chamäleons setzte ich mich nun auseinander. Herauszufinden, womit sich ein Rabe zur Genesung motivieren lässt, war eine Herausforderung. An den Chamäleons biss ich mir in der Notaufnahme oft die Zähne aus, weil es mir nicht gelang, nah genug an sie heranzukommen. Um die Krankheits- und Genesungstheorien von Patienten nachvollziehen zu können, müssen wir viel Nähe und Vertrauen zu den Patienten aufbauen. Das geht in der Notaufnahme häufig einfach nicht, aber mit weniger Zeitdruck gewann ich etwas Weitblick und wagte mich immer häufiger auf ein Terrain jenseits meiner Kategorien.

Auch meine Kollegen hatte ich unterbewusst immer schnell kategorisiert, jetzt aber lernte ich sie auch außerhalb der Klinik als Familienväter oder Söhne kennen. Viele Ärzte waren wahre Verwandlungskünstler. In der Klinik traten sie als Panther auf, zu Hause waren sie die geduldigsten Bären. Wenn sich die Arbeitspersönlichkeit so stark von der privaten unterscheidet, finde ich das nach wie vor seltsam. Natürlich hat jeder Mensch unterschiedliche Facetten. Ich aber konnte mich nie so weit verstellen, dass ich mein Arbeits-Ich gänzlich vom privaten abgetrennt hätte. Vielleicht ist es vielen Menschen auch einfach nicht bewusst, dass sie sich auf der Arbeit in eine andere Persönlichkeit verwandeln. Oder aber es ist gewollt. In vielen Bereichen gilt Härte und Ignoranz als notwendige Stärke um auf der Karriereleiter aufzusteigen. Im Privatleben gilt das natürlich nicht.

Ich entwickelte mich zu einer Leopardin. Ich war ehrgeizig, arbeitete gerne. Aber die Vergangenheit hatte mir gezeigt, dass ich nur dann zufriedenstellend arbeiten konnte, wenn ich die Menschlichkeit und patientengerechtes Arbeiten als oberste Priorität sah.

Langsam aber sicher wurde ich zur angehenden Fachärztin. Mein OP-Katalog verkleinerte sich, die Abhängigkeit von meinem Chefarzt wurde Monat für Monat geringer. Ich beleuchtete die Facetten der konservativen Therapien und beschäftigte mich mit unserem Bezahlsystem im Krankenhaus. Bei vielen Frakturen durchforstete ich die Studienlage und löste mich von der Vorgehensweise in den Kliniken. Im europäischen und außereuropäischen Ausland werden viele Frakturen nicht so häufig operiert wie bei uns. Selbst in hochindustrialisierten Ländern wird trotz zahlreicher Möglichkeiten häufig auf eine Therapie mit Gips oder Schlinge zurückgegriffen anstatt auf das Messer. Bevor ich einen Patienten für eine operative Versorgung aufklärte, gab ich von nun an sehr viel genauer Einblicke in eine konservative Therapie. Viele operierende Ärzte sehen eine ausführliche Aufklärung für eine OP manchmal eher als Hindernis an. Nicht nur, weil es Zeit kostet und einen Patienten vielleicht dazu bringt, die OP noch einmal zu überdenken. Vielmehr erachten sie es im Hinblick auf den postoperativen Verlauf als ungünstig. Geht ein Patient davon aus, dass es keine Komplikationen bei einem Eingriff geben wird, ist für ihn der postoperative Verlauf unkompliziert. Weiß er über die zahlreiche Komplikationen Bescheid, sucht er vielleicht eher danach.

Aus rechtlicher Sicht muss der Patient über die häufigsten und typischen Komplikationen bei einem Eingriff aufgeklärt werden. In einigen Fällen zur Qualitätssicherung sogar zweimal. Möchte man zum Beispiel eine Knieprothese implantieren, fordert es der Qualitätsstandard, dass der behandelnde Arzt den Patienten in einer ersten und in einer zweiten Aufklärung über den genauen Ablauf der OP und die Komplikationen informiert. Diese Aufklärungsgespräche müssen an unterschiedlichen Tagen erfolgen und eine gewisse Länge haben, eines muss zeitnah vor der Operation stattfinden. Im Zuge dieser »Endocert« genannten Qualitätssicherung muss es ebenfalls ein Gespräch geben, wenn der Patient in die Reha entlassen wird. Diese Qualitätssicherung gibt es allerdings nicht für alle Operationen.

Ich hielt es ähnlich mit den Aufklärungen bei operativen wie konservativen Eingriffen. Die Patienten sollten wissen, was sie erwartete. Bei einer Biene und einem Löwen war das selten ein Problem. Sie hörten gelassen zu und stellten hin und wieder eine Nachfrage. Ein Strauß hingegen sagt bei einer Aufklärung grundsätzlich als Erstes: »Ich möchte es gar nicht so genau wissen. Erzählen Sie mir bloß nichts Schlimmes.« Beste Voraussetzungen für eine gründliche Aufklärung. Einen Raben für eine Operation aufzuklären ist dann schon wieder einfach. Er erwartete ohnehin, dass jegliche mögliche Komplikation eintrat und hatte sich schon vorab über alle Nebenwirkungen informiert.

Meine Arbeit begann mir wieder Spaß zu machen. Ich ging gerne ins Krankenhaus. Ich liebte das Operieren und lernte viele wichtige medizinische Handgriffe kennen. Anstrengende Wochen mit großer Dienstbelastung oder den dauerhaften Einsatz über Weihnachten und Silvester konnte ich nun deutlich besser kompensieren als in den Jahren zuvor. Meine Dauerkälte war gewichen und dank der Kuchen, die die Patienten gelegentlich auf Station vorbeibrachten, passten mir sogar meine Hosen wieder.

Auch privat lichtete sich der Nebel. Aus dem trüben müden Dämmerlicht wurde strahlender, klarer Sonnenschein. Wie sich herausstellte hatte der Mann meines Lebens bereits jahrelang geduldig an meiner Seite abgewartet, bis ich bereit gewesen war, meine eisige Hölle zu verlassen. Bis heute bin ich ihm unheimlich dankbar dafür. Obwohl er kein Mediziner ist, hat er jeden meiner Schritte miterlebt und ist so in diese unglaubliche Realität hineingewachsen.

Viele Kollegen behaupten, dass nur Mediziner diese Welt verstehen. Das glaube ich nicht. Die Machtstrukturen, die Hierarchien, die Abhängigkeiten, selbst die Kategorien der Menschen, sind auf viele andere Berufe übertragbar. Jeder kennt einen Bären oder eine Hyäne und eine Maus. Vielleicht können nicht alle Menschen die Toleranz für eine Beziehung mit einem Mediziner aufbringen. Es fordert eine unglaublich hohe Anpassungsfähigkeit der Partner, mit einem Mediziner das Leben zu teilen. Mein Mann hatte mich als Freund durch die eisigen Jahre begleitet, als ich mich isolierte und quasi ins Krankenhaus zog. Als ich ausrastete, wenn mich die Hyäne mal wieder zum Kochen gebracht hatte. Er hatte mich getröstet, wenn ich vor Erschöpfung weinend im Bett lag. Meine Entscheidung für die Menschlichkeit und die damit verbundene notwendige Zeit für ein Leben außerhalb der Medizin hatte ich für mich selbst treffen müssen. Das Nein zu einer Karriere an der Uniklinik, zu einer Habilitation und zur Aufopferung für die Medizin, hatte ich für mich selbst entscheiden müssen. Hätte ich es stattdessen für ihn getan, hätte das unsere Beziehung mit Sicherheit nicht lange überlebt.

Die Liebe fühlte sich nach Freiheit, Geborgenheit und der notwendigen Erde für stabile Wurzeln an. Er akzeptierte meine vollen Arbeitswochen, wies mich aber dennoch hin und wieder auf meine Müdigkeit hin, wenn ich mir zu wenig Pausen gönnte.

Mein Körper war nach wie vor in den Unregelmäßigkeiten des Dienstsystems gefangen. Entgegen vielen anderen Fachrichtungen, die in sogenannten Nachtdienstblöcken mehrere Tage am Stück nachts arbeiten, stellen wir Unfallchirurgen unseren Rhythmus nicht um. Meist arbeiten wir nur eine oder zwei Nächte in Folge und wieder am Tag. Ausgleichstage zur Erholung gab es nicht. Meist musste ich an den Tagen nach den Nachtdiensten mit zu wenig Schlaf auskommen, um nachts wieder einschlafen zu können. Ansonsten schlief ich tagsüber, wachte nachts auf und war zu Dienstbeginn um sieben Uhr am nächsten Tag hundemüde. In Nächten der Dienstbereitschaft, in denen ich tatsächlich mal für eine oder zwei Stunden die Augen zumachen konnte, ging das. Hatte ich durchgearbeitet, wurde es natürlich ein langer Tag.

Irgendwann wurde ich leider trotzdem krank. Wir hatten einen aggressiven Durchfallkeim auf der Station, leider waren die ersten Angestellten erkrankt, bevor wir die Station entsprechend sperren konnten. Diese Keime für den unangenehmen Brechdurchfall kommen meist zweimal im Jahr vor. Häufig sind die ersten Betroffenen Patienten aus Altenheimen, und bereits in der Notaufnahme greift der Hygieneplan. Eine Station wird im Krankenhaus für die erkrankten Patienten isoliert, um die Ausbreitung einzudämmen. Stürzt jedoch ein Patient und bricht sich etwas, liegt dieser Patient natürlich auf einer unserer Stationen, ohne dass wir von der Erkrankung wissen, und die Ausbreitung geht weiter. Diese Brechdurchfallwochen sind meist von Noroviren oder Rotaviren verursacht, die sich nicht mit Antibiotika behandeln lassen. Die Patienten werden symptomatisch mit Flüssigkeitszufuhr und gegebenenfalls Fieber- oder Schmerzmittel versorgt und dürfen nach Erholung wieder nach Hause.

Vor der Mittagsbesprechung hing ich also über der Personaltoilette und richtete einem Kollegen aus, dass ich für die nächsten Tage ebenso ausfiel. Vier Patientenzimmer waren bisher isoliert, es sollten noch einige dazukommen. Zwei Wochen später war mir im Nachtdienst immer noch übel, ich war noch müder als sonst. Irgendwie fühlte ich mich nicht gesund, hatte es aber wie immer verdrängt. Die Müdigkeit und die unregelmäßige Verdauung kannte ich. In Wochen mit großer Arbeitsbelastung war es immer ausgeprägter. Als ich mich über den Tisch lehnte, bemerkte ich ein unangenehmes Spannen in den Brüsten und Ziehen im Unterbauch. Mir wurde heiß und kalt. Ich begann zu zählen. Dienst, frei, Dienst, Dienst, Urlaub, Dienst. Welchen Tag hatten wir überhaupt? Freitag, Samstag? Wann war meine letzte Periode gewesen?

Als um 04 Uhr 50 kein Patient mehr da war, schnappte ich mir das Ultraschallgerät und hielt es auf meinen Unterbauch. Da war eindeutig eine Fruchthöhle auf dem Bildschirm zu sehen. Plötzlich war ich Ärztin in der Weiterbildung im Fach Orthopädie und Unfallchirurgie – und schwanger.

Wie sollte ich damit nur umgehen? Ich kannte keine Kollegin, die in ihrer Facharztausbildung schwanger geworden wäre. Die meisten Frauen wurden kurz vor ihrem Facharzt schwanger oder eben danach. Wie ich meinen Beruf mit einem Leben als Mutter vereinbaren sollte, konnte ich mir nicht vorstellen. Vorbilder dafür kannte ich nicht. Ich kannte einige Oberärztinnen in der Allgemeinchirurgie und Urologie oder auch der Inneren Medizin. Nur eine der Frauen hatte Kinder.

Wie sollte ich mit den Gefahren in meinem Alltag umgehen? Die damaligen Richtlinien für die Gefährdungsbeurteilung im Mutterschutz waren eng gefasst, ich dürfte keinen Operationssaal mehr betreten, noch nicht einmal Blut abnehmen und mit den Diensten wäre natürlich Schluss. Ich erkundigte mich unauffällig bei den Kolleginnen in der Gynäkologie. Hier waren schon einige Ärztinnen in ihrer Weiterbildungszeit schwanger geworden und hatten alle normal weitergearbeitet, bis ihre Schwangerschaftsbäuche unter den Kasacks nicht mehr zu verstecken waren. Ich war vierzehn Wochen schwanger. Wenn ich meinen Chefarzt informiert hätte, hätte er sich an die offiziellen Richtlinien halten müssen und meine Weiterbildung wäre erst einmal vorbei gewesen. Mein Gynäkologe hatte mir versichert, dass mit der Schwangerschaft alles zum Besten stand. Aber was, wenn ich eine Fehlgeburt erlitt und bereits alle Bescheid wussten? Diese Nachrichten verbreiteten sich im Krankenhaus wie Lauffeuer. Nein, ich würde mein Geheimnis für mich behalten.

Während es in mir arbeitete, saß ich wieder einmal in der Notaufnahme und versuchte, mich durch die Verletzung eines Bauarbeiters zu arbeiten. Ein schweres Bauteil hatte ihn am Unterarm verletzt. Unter dem Hautlappen ließen sich die Muskelanteile und Sehnen nur schwer auseinanderhalten. Nichts war mehr dort, wo es hinsollte. Den zerfetzten Unterarm konnte ich ebenso wenig problemlos entwirren wie das emotionale Chaos in mir.

Kollege Hyäne betrat den Raum. »Oh wie schön. Da hast du ja was zu tun. Leider kann ich dir nicht weiterhelfen. Ich darf jetzt in den OP. Die Notaufnahme gehört dir heute alleine.« Feixend verließ er den Raum, erleichtert, sich nicht mit dieser Situation beschäftigen zu müssen.

Der Bauarbeiter war fasziniert vom Anblick seines Unterarms. Leider hatte er sich gleich mehrere Sehnen durchtrennt, sodass die Verletzung im OP versorgt werden musste. Ich telefonierte mit dem zuständigen Oberarzt, der sogleich den Kollegen Hyäne als Operateur festlegte.

Zwei Minuten später stand der Kollege Augen rollend wieder neben mir. »Hast du dein Anatomiebuch hier? Das nehme ich lieber mit in den OP!«

Seit ich von meiner Schwangerschaft wusste, bewegte ich mich zunehmend auf dünnem Eis. Immer wieder umschiffte ich mit vielen Ausreden Infektionszimmer oder das Röntgen. Meine Kolleginnen aus der Gynäkologie brauchten halt kein Röntgengerät, für mich hingegen war es nicht so einfach, mein Geheimnis für mich zu behalten. Am Morgen musste auf der Intensivstation der tägliche Verbandwechsel eines Patienten gemacht werden. Er hatte Hepatits C und eine unbehandelte AIDS-Erkrankung. Die Viruslast war so hoch, dass es selbst in nicht schwangerem Zustand gefährlich war. Für die sichere Arbeitsweise gibt es doppelte Handschuhe, Mundschutz und Schutzbrillen. Falls trotz aller Sicherheitsvorkehrungen doch einmal die Wahrscheinlichkeit besteht, dass man sich bei einem Patienten mit HIV angesteckt hat, zum Beispiel im Rahmen einer OP, bei der man sich mit einem Instrument verletzt, gibt es die sogenannte Postexpositionsprophylaxe. Die betroffene Person muss dann vier Wochen lang antivirale Medikation einnehmen und zu regelmäßigen Kontrolluntersuchungen gehen. Diese Medikation ist für das ungeborene Kind hochproblematisch, weil unklar ist, ob sie den Fötus schädigen kann. Nein, dieses Risiko wollte ich auf keinen Fall eingehen. Glücklicherweise sprang ein Kollege ein, sodass ich hierfür keine Ausrede finden musste.

Am selben Tag rief mich ein Oberarzt der Wirbelsäulenchirurgie an. Sie hatten einen Engpass, er bat mich einzuspringen. Er wusste, wie gerne ich traumatische Verletzungen an der Wirbelsäule mitoperierte. Der Patient hatte einen Wirbelkörperbruch und musste dorsal stabilisiert werden. Dazu werden ober- und unterhalb des verletzten Wirbels Schrauben in die Wirbelkörper eingebracht und auf beiden Seiten der Wirbelsäule mit Stäben verbunden. Um die Schrauben korrekt zu platzieren, werden sie über einen vorher eingebrachten Draht geschoben. Die Lage der Drähte, der Schrauben und der Stäbe wird während der Operation häufig mit dem Röntgen-Bildwandlergerät kontrolliert. Ich konnte während der Durchleuchtung nicht einfach aus dem Saal gehen. Trotz der schützenden Röntgenschürze war mir unwohl dabei.

Mittlerweile kenne ich auch Ärztinnen, die mit Röntgenschürze bis zum Mutterschutz operiert haben. Die jährliche durchschnittliche Strahlenbelastung lag bei mir noch nie über der erlaubten Grenze, für Schwangere aber ist sie deutlich niedriger angesetzt. Mein Gefühl sagte mir, dass ich das Risiko nicht eingehen wollte.

»Herr Oberarzt, tut mir leid. Ich kann leider nicht. Die neue Kollegin braucht in der Notaufnahme Hilfe.« – »Frau Müller. Draußen ist doch immer viel los. Dass Sie deshalb einen Wirbelsäuleneingriff ablehnen verstehe ich nicht. Na, ist ja Ihre Facharztausbildung.« Meine Facharztausbildung würde noch sehr viel mehr verkraften müssen als einen abgelehnten Eingriff.

Als ich aufgelegt hatte, rief mich die junge Kollegin zu einem unklaren Fall in der Notaufnahme. Als ich dort ankam, war der Patient reanimationspflichtig. Eigentlich auch etwas, was Schwangere nicht tun sollten. Aber hier hatte ich keine Wahl.

Mich begleitete sehr lange eine elendige Übelkeit in der Schwangerschaft. Meine Kitteltaschen waren gefüllt mit überflüssigen, unwirksamen Mittelchen aus der Apotheke, Müsliriegeln und Traubenzucker. Meine Wasserflasche klebte unter meinem Arm, mein Kreislauf war trotzdem immer im Keller. Ein Rucksack mit Trinkschlauch wäre praktisch gewesen, aber dann hätte ich auch an eine Windel denken müssen – das war dann doch zu lästig. Ich war genervt und so langsam gingen mir die Ausreden aus. Wer ständig OP-Eingriffe ablehnt oder freiwillig auf der Station arbeitet, fällt auf. Meine Kollegen waren zudem verwundert über meine Gereiztheit. Nach Rücksprache ließ ich mich in das Team der Orthopäden einteilen. Im OP-Saal standen vor allem Gelenkspiegelungen auf dem Plan. Leider hatte ich die Rechnung ohne meine Schwangerschaftshormone gemacht. In der Umkleidekabine schob ich mir einen Müsliriegel in den Mund und trank eine halbe Flasche Wasser. Das verdrängte den Schwindel. Ich zog Kompressionsstrümpfe gegen die ätzende Kreislaufschwäche an und machte mich auf in den OP-Saal. Als ich nass geschwitzt dort ankam, war der Oberarzt schon am Operieren. »Frau Müller. Was dauert das denn so lange? Sie sind ja bleich wie die Wand. Abmarsch. Gehen Sie in die Ambulanz und holen Sie sich was zu trinken. Für den zweiten Punkt rufe ich Sie dann an.«

Ich schleppte mich in die Ambulanz und begegnete einem Kollegen. »Lieschen, könntest du mal kurz in Kabine eins? Da kam gerade der Rettungsdienst mit einem jungen Mann, der wohl von einer Mauer gesprungen ist. Ich bin in Kabine drei noch mindestens dreißig Minuten beschäftigt. Schick ihn doch schon mal zum Röntgen.« Sobald ich nicht mehr das Gefühl hatte, mich übergeben zu müssen, tat ich das.

Patient K. machte Parcours. Bei diesem Sport springen die Leute von der Mauer auf die Treppe, über das Dach, auf das Auto, über den Fluss, auf die Treppe, zurück zur Mauer und so weiter. Die Mauer hatte K. wohl schon eine ganze Weile gereizt. Kein Problem für ihn. Er hatte sich vorbereitet und trainiert. Die anderen Parcourer schafften die Mauer ja auch.

Tja, die Mauer war zu hoch. Das Fersenbein war zerbröselt, das Handgelenk ein Trümmerhaufen. Er hatte Glück, dass die Wirbelsäule nichts abbekommen hatte. Warum sich die Leute immer was beweisen mussten?

Der OP rief an, und ich überließ K. meinem Kollegen. Als ich in voller Montur am OP-Tisch stand, lief mir der Schweiß über die Stirn. Mein vegetatives Nervensystem zog mir buchstäblich den Boden unter den Füßen weg. Ich schaffte es gerade noch, mich auf den Boden zu setzen. Der Anästhesist hielt mir die Beine in den Himmel, während der Oberarzt auch die zweite Knie-Arthroskopie alleine durchführte.

Ich beschloss, dass der OP als Mauer zu hoch war für meinen schwangeren Körper.

Am nächsten Tag stand ich vor meinem Chefarzt und erzählte ihm von der Schwangerschaft. Ihm fiel die Kinnlade runter, er brach in Lachen aus. Er gestand, dass er eine Schwangerschaft noch nicht einmal annähernd in Betracht gezogen hatte. Immerhin konnte er sich jetzt einen Reim darauf machen, warum ich in den vergangenen Wochen selten im OP aufgetaucht war. Mein leitender Oberarzt schaffte es immerhin, mir zu gratulieren.

Mein Chefarzt stellte mir frei, wie wir mit der Situation umgehen sollten. Ein Beschäftigungsverbot kam für mich nicht infrage. Die Monate würde ich dann nicht für meine Weiterbildung angerechnet bekommen. Ich vermutete, die Übelkeit würde sich bald legen und ohne Nachtdienste würde sich auch mein Kreislauf regulieren. In der Tat sollte ich recht behalten.

Die Übelkeit hielt zwar bis zum sechsten Monat an, aber mein

Kreislauf und die extreme Müdigkeit hatten sich bereits nach zwei Wochen ohne Dienstbelastung gebessert. Von nun an wurde ich hauptsächlich für die Stationsarbeit eingeteilt. Die Kollegen mussten allerdings meine Dienste untereinander aufteilen. Trotz ausreichendem Personalschlüssel verschärfte sich die Arbeitsbelastung.

Die Richtlinien für die Gefährdung im Arbeitsalltag für Medizinerinnen sind 2018 angepasst worden. Wenn Ärztinnen weiter operieren wollen und können, dürfen sie das. Sie müssen einige Regeln befolgen, die die Umsetzung erschweren, aber theoretisch ist es möglich. In der Praxis dauert es bis zur offiziellen Gefährdungsbeurteilung und Freigabe oft so lange, dass nur noch wenige Wochen bis zum eigentlichen Mutterschutz übrig bleiben. Rein körperlich wäre ich nach wenigen Wochen ohne Dienstbelastung sicherlich wieder in der Lage gewesen, einen OP-Saal zu betreten, aber damals gab es diese Möglichkeit noch nicht. Unabhängig davon sind viele Oberärzte und Chefärzte der Unfallchirurgie noch nicht ausreichend mit dieser Situation konfrontiert worden. Sie müssen sich oft erst selbst über die rechtlichen Grundlagen informieren und reagieren entsprechend zurückhaltend. Der Arbeitgeber ist schließlich dafür zuständig, den Schutz der werdenden Mutter und des ungeborenen Kindes zu sichern.

Jede schwangere Frau hat andere Bedürfnisse und ein anderes Sicherheitsempfinden. Jede Schwangerschaft ist anders, jede Frau ist anders, jedes Kind ist anders, jeder Arbeitsplatz ist anders. Rechtlich gesehen gibt es einen weitreichenden Mutterschutz. Praktisch sieht es in den Kliniken oft anders aus. Schlussendlich bleibt es in der Pflicht und Verantwortung der Mutter, sich zu entscheiden, welche Maßnahmen sie ergreifen möchte und welche nicht. Spätestens jetzt lernte ich, dass ich es nie richtig machen konnte. Hielt ich mich an die Richtlinien, war ich die penible Kollegin, die sich bei allen Aufgaben aus der Verantwortung zog und sich einen entspannten Tag machte. Arbeitete ich weiter, als ob es keinen Babybauch gäbe, war ich fahrlässig und verantwortungslos. Immerhin bereitete mich das gut auf den Alltag als Mutter vor. Am Ende zählt sowieso nur, was für mich und mein Baby in Ordnung ist.

Meinem Naturell entsprechend war ich eher als Grenzgängerin unterwegs. Oftmals war ich alleine auf Station und erledigte einfach die anfallenden Aufgaben. Anderenfalls wären sie bis zum Abend unerledigt liegen geblieben, bis einer meiner Kollegen aus dem OP kam. Das Anhängen von Bluttransfusionen konnte ich nicht an eine Gesundheits- und Krankenpflegerin delegieren, Patienten mit Herzrasen und Luftnot im Bett liegen zu lassen, war nicht meine Art. Vielleicht war ich in einigen Bereichen nun etwas vorsichtiger. Trotz der Veränderungen der Schwangerschaft entspannte sich mein Körper mit jeder Stunde Schlaf mehr und mehr. Einem geregelten Arbeitsalltag nachzugehen und am Wochenende nicht mehr arbeiten zu müssen, war eine unglaubliche Erleichterung. Ich genoss die Ruhephasen nach dem Arbeitsalltag sehr. Tagsüber geriet ich aber natürlich trotzdem hin und wieder in grenzwertige Situationen.

In einer Woche mit ausgeprägtem Personalmangel war ich als einzige Ärztin in der Unfallchirurgie die Ansprechpartnerin für die jungen Kollegen außerhalb des Operationssaals. Die Hälfte der Mannschaft war auf dem jährlichen Kongress, die verbliebenden Oberärzte ständig im OP und zwei Berufsanfänger auf den Stationen und in der Notaufnahme. Das Tagesprogramm war kaum angepasst worden, die Oberärzte waren im Dauerstress. Ich half an allen Ecken und Enden, und das Telefon klingelte Sturm.

Die junge Kollegin rief aus der Notaufnahme an, sie behandelte einen Gestürzten aus der Vollzugsanstalt in der Nähe, der in Polizeibegleitung war. Er hatte mehrere gebrochene Rippen, seine linke Lunge war eingefallen. Seine Sauerstoffsättigung war trotz

Kurzatmigkeit gut. Seine Laune hingegen miserabel. Die Polizei hatte seine Arme auf dem Rücken mit Handschellen gesichert, dazu trug er Fußfesseln.

Ganz nach dem Prinzip »see one, do one, teach one« hatte die Kollegin bisher einmal dabei zugesehen, wie man den Schlauch in den Thorax schiebt. Jetzt sollte sie es selbst durchführen, ich übernahm die Supervision. Ich erklärte dem Patienten und den Polizisten, was zu tun war. Allseits große Begeisterung. Die Handschellen blieben dran, aber sie konnten die Position der Arme etwas verändern, sodass wir besser drankamen. Ein Polizist informierte schon einmal die Leitstelle, dass ab sofort ein Team auf unserer Überwachungsstation gebraucht wurde, da der Patient einige Tage bleiben musste. Nach Rücksprache und Aufklärung des Patienten war er mit einem oberflächigen Dämmerschlaf einverstanden. Mein mittlerweile gewachsener Bauch tolerierte keine Abwehr.

Die Kollegin war unsicher, die Handgriffe saßen noch nicht, die vielen Leute im Raum verstärkten ihre Aufregung. Ich versuchte sie mündlich anzuleiten, aber sie fand keinen Zugang zwischen den Rippen. Der Patient war ein kräftiger großer Mann. Wir mussten ständig Schmerz- und Sedierungsmedikation nachspritzen, um ihn ruhigzuhalten. Die Polizisten weigerten sich, ihm im Dämmerschlaf die Handschellen gänzlich abzunehmen. Die Kollegin war frustriert: »Es geht nicht. Verdammte Scheiße.« Ich zog mich steril an. Ich war ruhig und gelassen. Der Schlauch war zwar dringlich, aber der Patient stabil. Auf meine Finger war Verlass. Ich schob den Schlauch in die korrekte Lage und hörte die entweichende Luft. Außerdem spürte ich einen harten Tritt gegen meine Bauchwand, der mir beinahe selbst die Luft nahm. Da war wohl jemand wach geworden und beschwerte sich.

Als ich in den Mutterschutz und in Elternzeit ging, war es absolut Zeit. Die ständige Verfügbarkeit auf Station und der hektische Tagesablauf ließen sich nicht mit meinen dicken Beinen in den

Kompressionsstrümpfen und der ständigen Rennerei auf die Toilette vereinbaren. Die Nächte waren nicht mehr erholsam, im Rücken drückte es ständig.

Ich verabschiedete mich von den Kollegen und versprach, ein Jahr später wieder aufzutauchen. Noch hatte ich keinerlei Ahnung, wie ich meine Arbeit und ein Familienleben koordinieren würde, aber wir würden schon eine Lösung finden.

Mutter zu werden, das Krankenhaus und sein System als Patientin zu erleben, andere Mütter kennenzulernen und in die Welt der Eltern einzutauchen, war und ist eine unglaubliche Reise. Ich habe mich, meinen Partner und meine Umgebung ganz anders wahrgenommen. Man muss nicht unbedingt jede Krankheit selbst erlebt haben, um mit Patienten mitfühlen zu können und Verständnis für sie aufzubringen. Am eigenen Körper zu erleben, wie sich Ängste, Freude, Sorgen und Hoffnung um ein eigenes Kind anfühlen, erweitert das Gefühlsspektrum jedoch ungemein. In meiner Elternzeit habe ich einige Weiterbildungen und Fortbildungen gemacht, die ich während eines normalen Arbeitsjahres nicht hätte unterbringen können. Ich hielt Kontakt zu meinen Kollegen und meinem Chef, verfolgte die Veränderungen in der Klinik mit. Gänzlich auszusteigen und sich ein Jahr komplett von der Medizin zu verabschieden, hätte ich nicht gekonnt. Dazu bin ich viel zu sehr mit meinem Beruf verbunden.

Der Abstand vom Alltagsgeschäft brachte mir jedoch eine ganz andere Art von Erfahrungsschatz. Ich lernte Mütter kennen, unterhielt mich mit ihnen über ihre Leben, ihren Alltag, ihre Sorgen und Ängste. Auf Väter traf ich leider deutlich seltener. Im Zuge meiner Weiterbildungen beschäftige ich mich etwas mit der Ganzheitlichkeit der Medizin und dem Kontrast zur klassischen Schulmedizin, der Trennung von Somatik und Geist, kam in Kontakt mit Erzieherinnen, Pädagogen, Geistes- und anderen Naturwissenschaftlern. Ich lernte einige Kollegen näher kennen, die im ambulanten Bereich arbeiteten und erhielt einen Einblick in die Welt der niedergelassenen Ärzte.

Ich traf Hebammen, Heilpraktiker, Homöopathen. Dabei lernte ich auch die medizinische Vorstellung von Patienten kennen, die der Schulmedizin gänzlich misstrauten. In den Mutter-Kind-Kursen oder in der Rückbildung lernte ich viel über die Vorstellung von Gesundheit und Krankheit von Müttern. Langsam aber sicher wurde mir die bestehende Diskrepanz zwischen unserer hochmodernen, wissenschaftlichen Medizin und den Anforderungen der Patienten an unser Gesundheitssystem klar.

Die Veränderung in meinem eigenen Leben war riesig. Jetzt trug ich nicht nur Verantwortung für mich selbst und meine Patienten, sondern auch für meinen Partner und das gemeinsame Kind. Die Müdigkeit, die körperlichen Veränderungen, der Anspruch an mich, die Partnerschaft und das Karussell der damit einhergehenden Gefühle veränderte mein Leben mehr als alles zuvor Erlebte. Es war aufregend, wunderschön und anstrengend. Auf neuem Boden streckte ich vorsichtig meine Wurzeln aus, baute Freundschaften auf, kam in meinem Wohnort an und erfuhr ein Leben, wie es mir vorher als Ärztin nicht möglich war.

9 Der Kobra-Effekt – geplantes Patientensterben

Nach meiner Elternzeit war ich schon nach wenigen Wochen wieder voll drin. Die Angst, dass meine Hände die Techniken verlernt hätten, bestätigte sich nicht. Viele Arbeiten waren Routine, es fühlte sich an wie Fahrradfahren. Natürlich dauerte es etwas, bis sich das Feingefühl komplett eingestellt hatte, aber im Großen und Ganzen hatte sich wenig verändert. Schnell erinnerte ich mich wieder an die wenigen Medikamentennamen, die ich vergessen hatte. Es hatten sich einige Leitlinien geändert, aber die hatte ich schon vor meinem Wiedereinstieg durchgeblättert.

Ich hatte entschieden, in Teilzeit weiterzuarbeiten und einen Tag ganz zu Hause zu bleiben. Der Rest meiner Weiterbildungszeit verlängerte sich entsprechend um einige Monate, aber unser Kind sollte nicht ständig auf seine Mutter verzichten müssen.

Die Oberärzte mussten sich allerdings erst an mich erinnern. In den ersten Wochen wurde ich zunächst grundsätzlich im OP-Programm übergangen. Ein Oberarzt formulierte seine Entrüstung über meine Entscheidung zur Schwangerschaft und Teilzeitarbeit ganz deutlich. »Man kann eben nicht beides. Unfallchirurgin und Mutter. Man muss sich entscheiden.« Es waren offene und ehrlich gemeinte Worte. Er selbst hatte mehrere Kinder und eine Ehefrau, die sich um alles kümmerte. In seiner Vorstellung gab es das nicht, ein Vater, der sich um die Kinder kümmert und deshalb die Arbeitszeit reduziert. Er selbst sah seine Kinder selten. Mittlerweile bin ich überzeugt davon, dass viele dieser ernst gemeinten, kritischen Aussagen über meine Entscheidung, weiterhin in der Fachrichtung Orthopädie/Unfallchirurgie zu bleiben, von Unzufriedenheit zeugen. Diese Ärzte haben niemals in ihrem Leben mehrere Monate am Stück mit der Familie verbracht. Sie haben in diesem System weitergearbeitet, weil es eben keine andere Möglichkeit gab. Das alles auf den Kopf zu stellen, einen Anspruch auf beide Lebensanteile zu stellen, ist für sie unbegreiflich. »Es war schon immer so, also bleibt es auch so.«

Mittlerweile ist dieser Oberarzt richtig gut gelaunt und freut sich, wenn ich mit ihm zusammen operiere. Er lässt mich fast alles selbstständig operieren. Nur durch meine Taten konnte ich ihn überzeugen, dass ich auch in Teilzeit und mit einigen Fehltagen wegen eines kranken Kindes meine Arbeit hervorragend mache. Ob sich etwas an seiner Grundeinstellung »Die Mutter gehört zum Kind« geändert hat, wage ich allerdings zu bezweifeln.

Bei einigen anderen Oberärzten lag mein Platz auf der hinteren Bank hauptsächlich daran, dass sie mich vergaßen. Ich war ein Jahr lang nicht da gewesen. Dass ich immer am gleichen Wochentag nicht da war, verbesserte die Situation leider keineswegs. Es schien sehr schwer, sich zu merken, dass ich immer donnerstags nicht anwesend war. Ich fiel durch das Raster.

Also beschloss ich, mich an den Tagen, an denen ich da war, besser zu zeigen. Freiwillig war ich entweder als Erste im Besprechungsraum, sodass mich jeder sehen musste, der den Raum betrat oder wählte einen Platz, an dem ich nicht zu übersehen war. Zudem wagte ich häufig einen Kommentar zu Verletzungen oder antwortete als Erste auf Fragen des Chefarztes oder Oberarztes. Das setzte selbstverständlich voraus, dass ich immer etwas früher da, immer etwas besser informiert war und die Patientenfälle besser kannte als die Kollegen. Dieses Plus an Arbeit war zwingend notwendig.

Viele Arbeitnehmer, die in Teilzeit arbeiten, berichten darüber, dass sie im Verhältnis mehr leisten müssen als ihre Vollzeitkollegen. Das ist in der Medizin nicht anders. Meinen freien Tag muss ich verteilt auf die übrigen Tage im Schnelldurchlauf aufarbeiten, um die wichtigsten Patientenfälle zu kennen. Gab es neue MRTs, musste ich die Patienten noch einmal gründlich untersuchen, um den Befund richtig wiedergeben zu können, hatte sich am Vortag eine Komplikation ergeben, musste ich am Morgen danach sehen. War ich auf einer Station eingeteilt, musste ich bis zum Auftauchen des Oberarztes natürlich den Vortag aufgearbeitet haben. Das war nicht immer einfach, denn nicht jeder Kollege hinterließ entsprechende Übergabezettel. Aber manchmal genügte es auch, mich an den PC zu setzen, wenn der OP-Plan geändert wurde oder mich in der Sichtachse der Oberärzte zu positionieren. Einfache Tricks, die immer funktionieren. Nur wer sichtbar ist, wird gesehen.

In der Klinik selbst hatte sich viel getan: andere Vorschriften, andere Einteilungen, andere Systeme und viel Wechsel im Personal. Junge Kollegen waren nun erfahrener, das Gerangel um die Operationen und Einteilungen wurde größer. Ältere Kollegen hatten die Abteilungen verlassen oder waren mittlerweile Oberärzte. Das Team hatte sich stark verändert. Aus meiner kleinen heilen Welt war ein Krankenhaus geworden, das ebenso im Gesundheitssystem angekommen war wie die Großstadtkliniken. War ich vor meiner Elternzeit noch dankbar über die ausreichende personelle Besetzung, so hatte sich die Situation nun deutlich verschärft.

Einige Krankenhäuser aus dem ländlichen Umkreis hatten geschlossen, sodass immer mehr Patienten zu uns kamen. Außerdem waren wir wie eigentlich alle Krankenhäuser, die ich kenne, dem Kobra-Effekt ausgeliefert.

Der Kobra-Effekt ist die Bezeichnung für ein historisches Ereignis, das vermutlich in Britisch-Indien stattfand. Während einer Schlangenplage setzte ein Gouverneur ein Kopfgeld auf jedes erlegte Exemplar aus. So sollte die Plage eingedämmt werden. Das Resultat hingegen war, dass die Menschen mehr Schlangen züchteten.

So ähnlich stelle ich mir die Veränderungen unseres Gesundheitssystems in den letzten Jahrzehnten vor. Das Selbstkostendeckungsprinzip wurde abgeschafft, Anfang 2003 das Fallpauschalensystem eingeführt. Das sogenannte DRG-System. Mit der leistungsbezogenen Vergütung sollte mehr Wettbewerb unter den Krankenhäusern geschaffen werden. Eine scheinbare Überversorgung in Deutschland mit zu vielen Krankenhäusern und Betten sollte reduziert werden. Außerdem sollte dieses Fallpauschalensystem dafür sorgen, dass die Patienten kürzer in den Krankenhäusern blieben und sich die Ausgaben der Krankenversicherungen stabilisierten. Kurz gesagt, Kosten sollten gesenkt werden.

Von nun an durften nicht mehr alle Kosten, die ein Krankenhaus leistete, auch abgerechnet werden, sondern nur noch eine durchschnittliche Pauschale. Für einen Patienten mit einer bestimmten Erkrankung und einer bestimmten Operation gibt es also Durchschnittskosten, die abgerechnet werden können.

Das DRG-System ist komplex. Deshalb hat dieses Kapitel auch nicht den Anspruch, das Gesundheitssystem in aller Vollständigkeit zu erklären. Hier schildere ich die Dinge, die ich in meinem Alltag als Ärztin erlebe und ihre Auswirkungen. Mittlerweile gibt es in allen Kliniken Fachkräfte, die zahlreiche Schulungen absolvierten, um die Patienten entsprechend des DRG-Systems zu verschlüsseln. Die Abrechnung erfolgt dann über die Verwaltung, die endgültigen Zahlen landen auf dem Tisch des wirtschaftlichen Managers des Krankenhauses, der sie wiederum an jeden Chefarzt der Abteilungen weitergibt. An diese Zahlen ist die Personal-

und Bettensituation gebunden. Genug Geld, mehr Personal und Betten, zu wenig Geld, kein Personal und keine Betten.

Im Prinzip ist die Bezahlung im Fallpauschalensystem vergleichbar mit einem Kostenvoranschlag bei der Autoreparatur. Der Kostenvoranschlag beim Kundenservice beläuft sich auf 400 Euro. Die Werkstatt findet dann allerdings eine kaputte Kupplung, und die endgültige Summe beläuft sich auf 650 Euro. Der einzige Unterschied ist, dass wir im Krankenhaus die zusätzlichen 250 Euro nicht erstattet bekommen. Planen wir die Implantation einer Kniegelenksendoprothese bei einem Patienten und entwickelt der Patient während des postoperativen Verlaufs eine gastrointestinale Blutung, muss er deshalb eine Magen- und Darmspiegelung erhalten und entsprechend therapiert werden, uns wird trotzdem meist nur die Implantation der Endoprothese von der Kasse erstattet.

Bricht sich ein Patient etwas und kommt ins Krankenhaus, gibt es eine Hauptdiagnose: Implantation der Endoprothese. Diese Hauptdiagnose wird in die Software eingegeben. Zusätzlich kann man Nebendiagnosen wie gastrointestinale Blutung, die durchgeführten Prozeduren, Prothese und Magen- und Darmspiegelung, während des Krankenhausaufenthalts verschlüsseln. Dies erfolgt über sogenannte ICD- und OPS-Codes. Diese Regelwerke werden jedes Jahr neu veröffentlicht. Jede dieser generierten Fallpaulschalen trägt nun ein individuelles Relativgewicht. Dieses Relativgewicht ist ein Punktwert, multipliziert mit dem in diesem Jahr gültigen Landesbasisfallwert gibt er den Erlös für diesen Patientenfall an. Diese Fallpauschale ist mit sogenannten Verweildauergrenzen versehen, die je nach Überschreitung oder Unterschreitung der Grenze zu einem Zu- oder Abschlag führen. In der Regel arbeitet man also wirtschaftlich, wenn man sich innerhalb dieser Grenzen bewegt. Verlässt ein Patient zu früh das Krankenhaus, kann es sein, dass einem Geld abgezogen wird für den Fall.

Patienten, die, wie im obigen Beispiel genannt, eine Komplikation erleiden und überdurchschnittlich lange im Krankenhaus liegen, führen zu einem Übermaß an Kosten, auf denen die Abteilung sitzen bleibt. Hat man als Krankenhaus nun zu viele Komplikationen, rentiert sich das Ganze nicht. Einige Parameter haben einen Einfluss auf den Algorithmus der Software, andere Parameter nicht.

So hat zum Beispiel die Nebendiagnose eines Morbus Parkinson in manchen Fällen eine Erlösänderung zur Folge, aber nicht in allen. Erleidet ein Patient ein akutes Nierenversagen, das behandelt werden muss und zu einer Verlängerung des Aufenthaltes führt, wird es in manchen Fällen mit eingerechnet. Hat der Patient jedoch schon eine bekannte Niereninsuffizienz, die sich im Verlauf des Aufenthaltes verschlechtert und ebenso therapiert werden muss, wird sie nicht erstattet. Vielleicht ist das eine besondere Form des Berufsrisikos. Geplant war es allerdings einmal als ein System der Qualitätssicherung.

Auch darauf, wann ein Patient entlassen oder wiederaufgenommen wird, hat dieses Abrechnungssystem Einfluss. A. hatte sich den Oberschenkel gebrochen, bekam einen Nagel eingesetzt und wurde am sechsten Tag in die Reha entlassen. Leider hatte sich bereits an Tag fünf abgezeichnet, dass sich im Bereich der Wunde ein großer Bluterguss bildete. Ihn noch einmal zu operieren und den Bluterguss zu entlasten, hätte allerdings dazu geführt, dass er länger als die Grenzverweildauer in der Abteilung verbracht hätte. Also entließen wir ihn wie geplant in die Reha.

In vielen Artikeln in den Massenmedien wird dieses Verfahren als »blutige Entlassung« bezeichnet. Rein medizinisch ist es aber in vielen Fällen bei einem Bluterguss tatsächlich eine sehr gute Idee, einfach einige Zeit nur abzuwarten. Denn die meisten Blutergüsse verschwinden einfach wieder. Bei A.s Bluterguss war jedoch an Tag fünf klar, der Erguss würde nicht einfach wieder von alleine verschwinden.

A. kam nach vier Tagen erneut in die Notaufnahme. Der zuständige Arzt in der Reha hatte sich doch etwas Sorgen gemacht. In dieser Situation kann man den Bluterguss entlasten, den Oberschenkel entsprechend wickeln und abwarten. Meist beruhigt sich die Situation. Entlasten geht mit einer dicken Kanüle oder einem kleinen Hautschnitt. In Zeiten des DRG-Systems ist jede Option in Ordnung, die es dem Patienten ermöglicht, wieder zurück in die Reha zu gehen. Die operierende Klinik trägt das Risiko, falls nach der OP doch eine stationäre Aufnahme nötig sein sollte. Diese Komplikation wird nicht in einer extra DRG erfasst, sodass der gesamte zweite stationäre Aufenthalt zwar Kosten verursachen würde, aber nicht abgerechnet werden könnte.

Komplikationen sind in der Medizin so eine Sache. Natürlich ist es ganz einfach zu sagen: »Ihr habt zu viele Komplikationen. Die Qualität eurer operativen Versorgung ist schlecht. Ihr müsst eure Abteilung schließen.« Aber Komplikationen haben häufig andere Gründe als schlechte Arbeit. Möchte ich einem Patienten eine Knieprothese einbauen, der ansonsten körperlich gesund ist, wird es höchstwahrscheinlich keine Komplikation geben. Baue ich aber einem Patienten eine Knieprothese ein, der auf die Einnahme eines Blutverdünners angewiesen ist, zahlreiche internistische Vorerkrankungen hat und höchstwahrscheinlich nach der Operation eine Nacht auf der Intensivstation zur Überwachung verbringen muss, sieht es anders aus.

Dass es nun eine Vielzahl an Kliniken gibt, die hocheffizient genau diese Operationen und Leistungen durchführen, wie zum Beispiel eine Knieprothese bei einem ansonsten vollständig gesunden Patienten zu implantieren, kann ich mir wahrlich nur durch den Kobra-Effekt erklären. Diese Krankenhäuser sind meist sehr beliebt, da die Komplikationsrate sehr niedrig ist und die Verweildauer an der Untergrenze liegt. Die Patienten verlassen die Klinik wieder, bevor sie es geschafft haben, ihre Koffer auszupacken. Wir bezeichnen dieses Vorgehen als »Fast-track«-Chirurgie.

Patienten, die nur kurz im Krankenhaus sind, haben weniger Komplikationen durch zu lange Liegezeiten. Mittlerweile erhalten sie Schmerzkatheter, um die Nerven zu betäuben. So kann man die Einnahme von Schmerzmitteln reduzieren und sehr frühzeitig mit der Mobilisation des Patienten beginnen. Noch am OP-Tag erfolgt das erste Aufstehen. Die Gefahren für Thrombosen, Bewegungsmangel, Muskelabbau und der körperliche »Stress« durch den Krankenhausaufenthalt werden deutlich reduziert. Der Patient bleibt ständig aktiv. Passive Verhaltensweisen haben in diesem Therapiekonzept keinen Platz. Dieses Therapiekonzept kann bei beinahe allen Patienten angewandt werden. Aber natürlich ist es bei aktiven, allgemein eher gesunden Patienten, sehr viel einfacher, als bei multimorbiden, alten Patienten, die schon vor einem Krankenhausaufenthalt nur sehr eingeschränkt mobil sind.

Krankenhäuser, die bevorzugt diese ansonsten »gesunden« Patienten operieren, unterhalten auch meist keine teuren Intensivstationen. Krankenhäuser, die jedoch die ohnehin schon erkrankten Patienten operieren und daher auch Leistungen wie Intensivstationen anbieten müssen, haben natürlich auch höhere Kosten. Selbstverständlich gibt es dann auch mehr Komplikationen im Verhältnis. Denn nach einer Operation entwickelt ein ohnehin schwer kranker Patient natürlich häufiger Komplikationen. Meist aber stellen diese Kliniken, die eine Intensivstation und ähnlich teure Abteilungen betreiben, den Versorgungsbedarf der Patienten in Deutschland sicher. Genau diese Krankenhäuser verlieren aber im Abrechnungssystem, da sie sich ihre Patienten nicht aussuchen können.

Nehmen wir zum Beispiel L. Er wurde in einer Klinik an der Hüfte operiert, ungefähr vierzig Minuten von meinem Krankenhaus entfernt. Das Krankenhaus hat einen exzellenten Ruf, die Patienten sind zufrieden. Ich mag einige Ärzte, die dort arbeiten. Wir haben uns auf Fortbildungen kennengelernt und zusammen Arthroskopien an Modellen durchgeführt oder Nadeln in die Wirbelsäulen von Leichen geschoben, um unsere OP-Techniken zu trainieren. Sie waren sehr geschickt darin. Das Krankenhaus ist ein typisches Kobra-Krankenhaus. Es operiert nur Patienten, die ansonsten gesund sind und deren Komplikationsrisiko gering ist. L. war eigentlich auch gesund. Bis er die erste Dosis eines Anästhetikums bekam. Dann war sein Herz irgendwie nicht mehr in Ordnung. Da die Anästhesie und das Kobra-Krankenhaus aber nicht auf Komplikationen ausgelegt waren, fuhr mein Kollege, der Notarzt, los. Er holte L. aus dem OP ab, brachte ihn in unser Krankenhaus auf die Überwachungsstation, und wir behandelten den Patienten weiter. Im Verhältnis zu den ansonsten komplikationslosen Verläufen ist dieser Fall absolut hinnehmbar für das System. Als kostensparend und patientengerecht würde ich dieses Vorgehen allerdings nicht bezeichnen.

Das Abrechnungssystem wird im Übrigen jedes Jahr angepasst, anhand mehrerer Beispielkrankenhäuser werden die durchschnittlichen Verweildauern und Kosten einer Behandlung errechnet. Da es immer mehr Krankenhäuser gibt, die Kobras züchten, wird die Liegedauer häufig im Durchschnitt nach unten geschraubt. So reduziert sich die Verweildauer Jahr für Jahr. Krankenhäuser, die in einem Jahr noch innerhalb der vorgegebenen Verweildauer lagen, haben ein Jahr später schon zu lange Liegezeiten.

Die Standards der Qualitätssicherung in der Medizin entsprechen also den Grundprinzipien der Marktwirtschaft. Ökonomisierung und Wettbewerb leiten das Alltagsgeschäft. Kliniken mit Vollversorgung auf dem Land müssen schließen. Die Gesamtkosten des Gesundheitssystems sind trotzdem nicht gesunken, denn die Kobrahäuser haben sich als äußerst lukrativ erwiesen.

Es werden immer mehr Patienten immer schneller künstliche Gelenke implantiert. Gerade bei Endoprothesen und Wirbelsäulenoperationen ist die Anzahl der Operationen in weit größerem Maße gestiegen, als es die Demografie oder der Wunsch nach schmerzfreiem Altern erklären würden. In anderen Fachabteilungen wie der Kardiologie, Herz- oder Gefäßchirurgie ist es nicht anders.

Der ursprünglich gewollte Anreiz der Wirtschaftlichkeit im DRG-System ist mittlerweile zu einer täglichen Entscheidung über den Erhalt des eigenen Arbeitsplatzes versus patientenfreundliche Therapien geworden.

Wüssten wir Ärzte nicht von diesem Bezahlsystem, würden unabhängig von diesem ökonomischen Druck arbeiten, wären unsere Entscheidungen in manchen Fällen vielleicht wirklich nur ethischen, moralischen, wissenschaftlichen und wirtschaftlichen Kriterien verpflichtet.

Bereits am Morgen in unseren Besprechungen waren nun die zuständigen Manager für die Entlassung der Patienten anwesend. Sie händigten uns Zettel aus, welcher Patient noch im wirtschaftlichen Bereich der Grenzverweildauer lag und wer zwingend entlassen werden musste. Oft weigerten wir Ärzte in Weiterbildung uns. Wenn wir es als medizinisch notwendig erachteten, blieben die Patienten auf der Station. Unabhängig von medizinischen Gründen gab es natürlich auch noch soziale Gründe. Eine ältere Dame war nicht versorgt, eine Frau wurde zu Hause vom Ehemann geprügelt und musste erst eine Unterbringung organisieren. Soziale Indikationen, die im heutigen Krankenhaussystem allerdings keinerlei Platz mehr haben.

Wenn wir die Einhaltung der Grenzverweildauern verweigerten, ging es exakt bis zum Tag der Chefarztvisite gut. Erfuhr der Chefarzt davon, dass ein Patient die Grenzverweildauer überschritt, wurde mal wieder eine ganze Horde Ärzte zwei Köpfe kürzer gemacht. Chefarztvisiten bestehen heute nicht mehr nur aus Chefarzt, Oberarzt, Arzt in Weiterbildung, Gesundheits- und Krankenpfleger, Physiotherapeut und eventuell weitere Fachdisziplinen, sondern werden um den Entlassmanager erweitert. Er informiert bei jedem Patienten darüber, ob der Patient zeitgerecht wieder entlassen werden kann.

Ist nun der Chefarzt schuld? Ist er unmenschlich, wenn er von seinen Oberärzten und Ärzten in Weiterbildung einfordert, systemkonform zu arbeiten? Er ist derjenige, der am Ende des Jahres sein Personal entlassen muss, Verträge verlängern kann oder Betten schließen muss. Verliert er Geld, verliert er die Möglichkeit, Patienten zu behandeln. Meist verliert er zudem einen großen Batzen seines Gehalts, das ebenso an die Leistung gebunden ist. Ohnehin verliert er bei Nicht-Einhaltung seinen eigenen Job, denn auch sein Stuhl wird von dem Wirtschaftler, der ihm vorgestellt ist, bezahlt.

Für meinen Alltag bedeutet es übrigens das Gleiche wie für die Patienten. Ich muss immer schneller immer mehr in gleicher Zeit abarbeiten. Durch diese Prozessoptimierung und Verdichtung der Arbeitsaufgaben hat sich mein Pensum im Vergleich zu vor einigen Jahren mit Sicherheit verdreifacht. Mir bleibt allerdings nur noch die Hälfte der Zeit dafür. Dasselbe gilt natürlich für die Oberärzte. Eine Komplikation während einer Operation wird vom System nicht geduldet. Der menschlichen Individualität und Sorgfältigkeit wird nicht mehr ausreichend Rechnung getragen.

Operierten wir vor acht Jahren noch drei Patienten in einem Saal im regulären OP-Programm, sind es heute vier oder fünf. Auf den Oberärzten lastet immenser Druck. Sie müssen so schnell wie möglich die Patienten operieren, den vorgegebenen Zeitrahmen einhalten und dabei noch Ärzte ausbilden. Von den Ärzten in Weiterbildung werden sie ständig bedrängt zu lehren. Da ist richtig und notwendig, führt allerdings zu einer Verlängerung der OP-

Zeit. Gleichzeitig schreitet stündlich der OP-Koordinator über den Flur, um die OP-Zeiten zu kontrollieren und sich zu vergewissern, dass die eingeplante OP-Dauer nicht überschritten wird. Kommt es zu einer außerplanmäßigen Verlängerung, steht mit Sicherheit irgendwann der Chefarzt im OP, um sicherzustellen, dass auch noch der letzte geplante Patient an diesem Tag operiert wird.

Das führt täglich zu massiven Zeitüberschreitungen und Überstunden von OP-Personal, Ärzten und den übrigen notwendigen Akteuren. Oberärzte, die diesem Druck standhalten und sich täglich für die Sorgfältigkeit und Lehre einsetzen, müssen unglaublich stark sein. Sie stellen sich jeden Tag gegen das System und leisten ihren Überzeugungen zufolge gute medizinische Arbeit. Im Übrigen werden die meisten Oberärzte für ihre zahlreichen Überstunden nicht entlohnt, weil sie pauschal bezahlt werden. Alles andere wäre sicherlich nicht finanzierbar. Im Anschluss an ihre normale Arbeitszeit arbeiten sie nachts in Diensten weiter. In vielen Krankenhäusern heißt das nach wie vor, vierundzwanzig Stunden ohne Pause. Sie werden selten die Zeit finden, Ruhephasen einzuhalten.

Auch in dem Krankenhaus, in dem ich nach der Elternzeit arbeitete, fanden nun sogenannte Prozessevaluationen statt. Fremde Firmen machen Vorschläge über die Veränderungen der Arbeitsabläufe, um noch kostensparender zu arbeiten. Bereits mehrfach habe ich solche Evaluationen miterlebt. Die Ergebnisse konnte man alle zusammenfassen unter: »Verkürzen Sie die Schnitt-Naht-Zeit. Operieren Sie schneller.«

Sich als Arzt von diesem ökonomischen Druck zu befreien, ist fast nicht möglich. Er ist omnipräsent und fordert stündliche Reflexion über das eigene Handeln. Gerade deshalb braucht jede Abteilung genug Bären in den Oberarztriegen. Bären lassen sich in den allermeisten Fällen nicht hetzen. Sie schalten ihre Telefone ab, wenn sie den OP-Saal betreten, konzentrieren sich ausschließlich auf ihren Patienten. Der OP-Koordinator ist ihnen zum größten Teil egal, auch den Chefarzt im Nacken erdulden sie mit Langmut. Leider verschwinden die Bären zunehmend aus unserem Arbeitsumfeld. Die jetzige Generation Ärzte wird mit diesem System groß, dass die Wirtschaftlichkeit über alles stellt. Zeit für die Vermittlung der Basiswerte wie Sorgfalt, Ruhe und Konzentration bleibt kaum.

Dieses Bezahlsystem hatte im Übrigen zur Folge, dass ich mich tagtäglich fragte, ob ich nun Ärztin war oder Schreibkraft. Die Qualitätssicherung sieht nämlich in allen Fällen eine lückenlose Dokumentation vor. Am besten erkläre ich dies an der Möglichkeit, einen Patienten, der an einem Oberschenkelhalsbruch operiert wurde, in eine geriatrische frührehabilitative Komplexbehandlung zu überführen. Ältere Damen und Herren mit entsprechenden Kriterien, die aus unterschiedlichen Gründen nicht mehr in eine Reha können, sind hierfür Kandidaten. Man kann ihnen trotz eingeschränkter Mobilität einen verlängerten stationären Aufenthalt mit multiplen Therapien, Krankengymnastik und Mitbehandlung durch Geriater anbieten. Toll für die Patienten, da die meisten dann gestärkt in ihr Pflegeheim zurückkönnen oder doch noch rehabilitationsfähig werden. Die Vergütung dieser Komplexbehandlung ist ausgesprochen rentabel für eine Abteilung.

Der einzige Nachteil ist, dass wir Ärzte in Weiterbildung, die Physiotherapeuten und alle beteiligten Disziplinen jede Untersuchung, jeden Kontakt, jede Therapie einzeln dokumentieren müssen. Fehlt nur eine einzige Unterschrift, gibt es die kleinste Abweichung streicht der medizinische Dienst der Krankenkassen den Erlös für die Behandlung. Der Dokumentationswahnsinn ist unverhältnismäßig hoch und stiehlt die Zeit für den Patienten selbst. Gepaart mit den Anforderungen der Patienten, Arztbriefe zu verfassen, die vor jedem Rechtsanwalt Bestand haben, verbringe ich als Unfallchirurgin ungefähr fünfundachtzig Prozent meiner Zeit am PC.

Der Wechsel zurück nach der Elternzeit war ein harter Aufschlag in der Realität. Vielleicht aber hatten mir auch einfach die vielen menschlichen Bedürfnisse, die ich als Mutter mitbekommen hatte, gezeigt wie stark das System der Fallpauschalen meinen Arbeitsalltag lenkte. Ich hatte keine Zeit mehr, die jüngeren Kollegen entsprechend einzulernen oder mich während der Arbeitszeit weiterzubilden. Die nachfolgenden Ärzte wurden zu Checklisten-Robotern anstatt zu Handwerkern ausgebildet.

Das galt nicht nur für meinen eigenen Fachbereich. Arbeitete ich in der Notaufnahme mit den Internisten zusammen, so gab es durchaus Ärzte, die bei Oberbauchschmerzen die direkte stationäre Aufnahme mit Gastro- und Koloskopie am Folgetag empfahlen. Das System vergütet kein abwartendes Verhalten, die ambulanten Ärzte konnten erst wieder Termine in vier Monaten anbieten, und der Patient bestand auf eine ausreichende Abklärung. Die Krankenhäuser müssen sie entlassen, ambulant fehlen ausreichende Versorgungsmöglichkeiten. Die niedergelassenen Ärzte und Physiotherapeuten sind massiv überplant. Die Patienten werden zurück in die Notaufnahmen getrieben, aber die angeforderte Hilfe können die Krankenhäuser nicht leisten. Alle Beteiligten leiden unter diesem Bumerang der Verantwortlichkeiten.

Ganz besonders in Erinnerung bleibt mir C. Er war Mitte fünfzig. Bei ihm war eine Ausstülpung im Bereich des letzten Stückes des Darmes nach innen in den Bauch durchgebrochen. C. kam nachts um eins. Er wurde mit dem Rettungsdienst aus einem anderen Kreis angefahren, da alle Krankenhäuser in der Nähe seines Zuhauses belegt waren. Die kleinen Krankenhäuser waren geschlossen worden, die großen Kliniken hatten die Aufnahme von C. abgelehnt. Die OP-Kapazitäten waren ausgeschöpft, sie operierten durch, die Intensivstationen waren belegt.

Die Anfahrt von C. hatte über eine Stunde gedauert. Als die Rettungsdienstleitstelle den Allgemeinchirurgen in meinem Krankenhaus kontaktiert hatte, gab es bei uns genug Kapazität im OP, also nahm er selbstverständlich den Patienten an. Als der Patient eine Stunde später endlich ankam, stand der Allgemeinchirurg allerdings zusammen mit seinem Oberarzt in einer Notfall-OP eines Magendurchbruchs von einem Patienten, der bei ihnen auf der Station gelegen hatte. Als C. ankam, war ich in der Notaufnahme. Mein Kollege stand im zweiten OP-Saal bei einer Wirbelsäulenoperation, die Internisten hatten wie immer volles Haus. In meinem Wartebereich saßen nur ungefähr zehn Personen, die jedoch keine lebensgefährliche Verletzung hatten. So nahm ich den mittlerweile instabilen Patienten C. an.

In meiner Basisausbildung habe ich zwar auch allgemeinchirurgische Erfahrung gesammelt, aber niemals würde ich mir anmaßen, einen Patienten leitliniengerecht therapieren zu können. C. war im hypovolämischen Schock durch zu wenig Blutzirkulation. Ich rief auf unseren Intensivstationen an, um ihn dort unterzubringen, bis er in den OP-Saal konnte. Leider war das einzig freie Bett dort bereits für den unfallchirurgischen Patienten reserviert, der noch einige Stunden von meinen Kollegen operiert werden würde. Ich rief in allen umliegenden Krankenhäusern an, um eine Verlegung des Patienten zu organisieren. Einige Stunden würde C. vielleicht nicht mehr überleben. Währenddessen versuchte ich, die erschütterte Ehefrau zu beruhigen und den Patienten in der Notaufnahme zu stabilisieren. Die Intensivstation schickte mir dafür glücklicherweise eine Intensivschwester, denn die Kapazitäten in der Notaufnahme reichten nicht aus.

Kein umliegendes Krankenhaus übernahm C. Die Kapazitäten waren auch hier ausgeschöpft. Ich fuhr den Patienten auf die volle Intensivstation und legte ihn in das Bett, das für den Patienten, der bereits im OP war, reserviert war. Einige Stunden später konnte C. operiert werden. Ihm musste ein großflächiges Stück Darm entfernt werden, mehrfache Nachoperationen folgten.

Die Ausleitung unseres unfallchirurgischen Patienten konnte erst erfolgen, als C. schon im OP war. Das Team der Anästhesie steckte drei Stunden mit ihm dort fest, weil ich das Bett auf der Intensivstation blockiert hatte. C. überlebte. In den folgenden Wochen hatte ich einige Besprechungen mit den Chefärzten der Abteilungen und schrieb viele E-Mails über diesen Vorgang. Selbstverständlich hatte meine Aktion die Abläufe völlig gestört und zu einem krassen Dominoeffekt geführt. Die Notaufnahme war überfüllt, die Intensivstation, die Anästhesie, die Pflegekräfte und das OP-Personal waren wütend auf mich. Wahrscheinlich hätte ich noch in der Notaufnahme die Annahme des Patienten verweigern, einen Notarzt zu ihm rufen und die Leitstelle ein anderes Krankenhaus für den Patienten finden lassen sollen.

Bei absoluter Auslastung ist jedes Krankenhaus für sein Einzugsgebiet zuständig. Wir waren wie alle anderen Krankenhäuser für diese Nacht abgemeldet, die Wartezeiten in der Notaufnahme stiegen stetig an.

Dann kamen J. und S. Seit Wochen hatten wir aufgrund der jährlichen Durchfallkeime überfüllte Stationen, die Intensivstationen der Umgebung lieferten sich ein tägliches Wettrennen, wer sich als Erster abmeldete. Bereits seit Tagen fuhren die Krankenwagen aufgrund der Kapazitätsprobleme in der Umgebung das nächste Krankenhaus an. Zuerst verunfallte J. Der Dreiundvierzigjährige war betrunken mit zu großer Geschwindigkeit auf ein anderes Fahrzeug gefahren und kam als Schockraum, bereits intubiert und beatmet. Eine Beteiligte war an der Unfallstelle verstorben, zwei weitere in das Krankenhaus der Maximalversorgung eingeliefert worden. Zum Zeitpunkt der Schockraumanmeldung war mein Oberarzt mit einem Kollegen im OP, der Allgemeinchirurg verfügbar, einen Neurochirurgen hatten wir schon nicht mehr in unserem Krankenhaus. Die Abteilung war in das Krankenhaus der Maximalversorgung integriert worden. Fünf Minuten vor Eintreffen des Patienten kontaktierte uns ein weiterer Notarzt, dass sie mit S. kämen. S. war Ende zwanzig und drei Meter von einem Balkon gestürzt, kam als Schockraum, war aber noch ansprechbar und wohl kreislaufstabil.

Für eine zeitgleiche Versorgung zweier Schockräume hatte ich kein Personal. Aufgrund der Kapazitätsprobleme in der Umgebung hatte die Leistelle aber entschieden, dass wir für die Erstversorgung zuständig waren.

Ich stellte die erfahrenste Notaufnahmeschwester mit einer Kollegin in den Raum für S. und bat den Radiologen, die notwendige Ultraschalldiagnostik zu machen. Währenddessen gab ich dem Notarzt Bescheid, dass er so lange bei dem Patienten bleiben musste, bis ich die Primärdiagnostik bei J. abgeschlossen hatte. Außerdem hatte ich nur ein Anästhesieteam, das ich für J. brauchte. Sollte sich die Lage bei S. verschlechtern, müsste der Notarzt selbst eingreifen.

Mein Oberarzt kam zur Behandlung hinzu. J. hatte bereits die notwendige Thoraxdrainage und wurde in den OP-Saal gerollt, damit wir seine Verletzung der Milz entfernen und die kaputten Unterschenkel stabilisieren konnten.

S. hatte in der Zwischenzeit einen Krampfanfall erlitten. Er hatte sich zwei Wirbelkörper gebrochen, einen Schädelbruch und eine Blutung im Schädel. Er wurde mit dem Helikopter in ein Krankenhaus geflogen, das zwei Autostunden entfernt lag und die notwendigen Kapazitäten hatte, ihn zu versorgen.

Die Maximalauslastung der Krankenhäuser mag kosteneffizient sein. In meinem Alltag aber muss ich Patienten beim Sterben zusehen und solche behandeln, die bei anderen Fachärzten besser aufgehoben wären.

Wahrscheinlich wird es das Krankenhaus, in dem ich aktuell arbeite, in naher Zukunft nicht mehr geben. Denn neben der Neurochirurgie sind die Abteilungen für Gynäkologie und Geburtshilfe sowie die Pädiatrie geschlossen worden, um Kosten zu reduzieren. Denn diese Abteilungen schreiben grundsätzlich rote Zahlen. Zwei Abteilungen, die sich um die Schwächsten und Schutzbedürftigsten in unserer Gesellschaft kümmern.

Der Verlust dieser Abteilungen führte unter anderem dazu, dass ich P., sieben Jahre alt, mit einer völlig zertrümmerten Ellenbogenfraktur in ein Krankenhaus schicken musste, das über neunzig Kilometer entfernt war. Das näher liegende Krankenhaus war bis zum nächsten Tag komplett belegt, die Kinderchirurgie operierte das Wochenende durch. Da aber kein Anästhesist in unserem Hause die Anästhesie bei einem kleinen Kind übernehmen konnte, weil wir dafür nicht mehr ausgerüstet waren, konnten wir ihn nicht versorgen. Und selbst wenn, hätten wir ihn anschließend in einem Zimmer mit einem neunzigjährigen Dementen unterbringen müssen. Bis ich ein Krankenhaus für P. gefunden hatte, dauerte es drei Stunden.

L. hingegen gebar ihr zweites Kind fünf Autominuten von uns entfernt auf dem Beifahrersitz. Auch sie musste ich per Rettungswagen in das zuständige Krankenhaus bringen lassen, das dreißig Minuten entfernt war. Glücklicherweise war ihr Neugeborenes gesund und sie blutete nur wenig. Bei einer Komplikation hätte ich als Unfallchirurgin ihr sicherlich nicht adäquat helfen können.

Diese Versorgungssituation führt zu zahlreichen Kündigungen. Das Krankenhaus, das vor einigen Jahren noch dafür bekannt war, langfristig Arbeitnehmer zu beschäftigen, ist nun wie alle anderen Krankenhäuser auch auf Honorarkräfte angewiesen. In besonders kritischen Bereichen wird für einige Zeit Personal hinzugekauft. Langjährige Arbeitskräfte wählen den Ausstieg aus der Pflege, sie haben fast keine Zeit mehr für eine angemessene Betreuung ihrer Patienten, Veränderungen im Alltag, bürokratische Aufgaben und Umstrukturierungen werden zusätzlich zu ihren eigentlich Aufgaben auf ihren Schultern abgeladen. Für den zusätzlichen Verwaltungsaufwand gibt es nämlich keine Fallpauschale.

Diese unsachgemäßen, fehlerhaften und unmenschlichen Behandlungen führen zu immer mehr Misstrauen bei den Patienten. Meine Kompetenz als Ärztin wird angezweifelt, meine Vorgehensweise kritisch beobachtet. Patienten filmten meine Aufklärungsgespräche, verstecken ihre Handys unter der Bettdecke, um meine Visite aufzuzeichnen oder stellen sich zur Viertmeinung in der Notaufnahme vor. Die Patienten sind so verunsichert, dass sie sich bei vielen unterschiedlichen Ärzten beraten lassen, bevor sie einer medizinischen Behandlung vertrauen. Das Arzt-Patienten-Verhältnis ist in Anbetracht der technischen Weiterentwicklung nach wie vor eines der wichtigsten Kriterien für eine Entscheidung. Die Unsicherheit führt zu Angst und dem dringenden Wunsch, immer auf eine komplette Diagnostik zu bestehen. Leitliniengerecht Rückenschmerzen zu therapieren, ist kaum mehr möglich. Aus mangelndem Vertrauen in meine Kompetenzen, bestehen die Patienten auf eine sofortige Diagnostik mittels Röntgen oder MRT. In manchen Fällen führt dieses massive Misstrauen gegenüber uns Ärzten dazu, dass wichtige Behandlungen abgelehnt werden, weil Patienten sich in der »Geldfalle« glauben.

Die Patienten bestehen auf der Wiederholung von Untersuchungen oder Diagnostiken, sie bringen sich in Situationen, die lebensgefährlich sind. Anstatt der Schulmedizin zu vertrauen, begeben sie sich in die Behandlung mit alternativen Heilmethoden, die zu einer Verzögerung wichtiger therapeutischer Maßnahmen führen und ihr Leben verkürzen. Die Behandlung von immer mehr Patienten durch weniger Personal, führt unvermeidlich zu Fehlern, die das Misstrauen uns Schulmedizinern gegenüber noch weiter vergrößert. Das jetzige Gesundheitssystem geht diese Risiken mit vollem Bewusstsein ein. Leidtragende sind die Patienten und wir Beschäftigte im Gesundheitswesen. Und das alles, um Kosten zu sparen.

In gleichem Maße, wie es Patienten von der Schulmedizin in die Hände teilweise unqualifizierter Dienstleister treibt, wächst die Anzahl der Patienten, die sich in diesem System zu Hause fühlen und jeden Millimeter Spielraum auskosten. Patienten, die sich bei vier unterschiedlichen Ärzten beraten lassen mit gleicher Symptomatik. Patienten, die sich beim Hausarzt, Orthopäden und schließlich in der Klinik vorstellen, überall eine Überweisung für Kernspintomografien bekommen und schlussendlich innerhalb eines Jahres viermal eine Diagnostik bekommen, die schon beim ersten Mal überflüssig war. Patienten, die innerhalb eines Monats unzählige Male in Notaufnahmen auftauchen, um sich durchchecken zu lassen. Patienten, die Arzthopping betreiben, sich von einer Krankmeldung zur nächsten hangeln. Patienten, die von Krankmeldung zu Reha, Krankmeldung, Wiedereingliederung und Krankmeldung springen und auch den letzten Cent für sich aus der Flatrate-Sofort-Medizin rauspressen. Gerechtfertigt natürlich durch den monatlichen Krankenkassenbeitrag.

Wir Beschäftigte im Gesundheitswesen aber erbringen die tatsächlichen Leistungen. Ich habe zumindest noch keine Person von der Krankenkasse oder Verwaltung gesehen, die nachts um zwei um das Leben zweier Menschen kämpft. Die Entscheidung zu treffen, ob ich nun S. oder J. als Erstes behandle und welcher der beiden die höchste Wahrscheinlichkeit hat, diese Unterversorgung zu überleben, muss noch immer ich, die behandelnde Ärztin, treffen.

Epilog – was heißt es heutzutage, Ärztin zu sein?

Was heißt es heutzutage Ärztin zu sein?

Für mich war es ein geradliniger Weg. Ich studierte, approbierte und unterschrieb einen Arbeitsvertrag. Was es aber wirklich bedeutete, die Verantwortung für ein Menschenleben zu tragen, realisierte ich erst spät. Es reichte nicht, Leitlinien auswendig zu lernen und unseren medizinischen evidenzbasierten Einteilungen entsprechend, Patienten zu therapieren. Die Therapien mussten zu den Patienten passen. Der Faktor Mensch spielte eben doch eine entscheidende Rolle. L. empfahl ich dringend die operative Versorgung ihres Unterarms, und doch entschied sie sich dagegen. Das Misstrauen gegenüber uns Ärzten war so groß, dass sie meiner Empfehlung nicht trauen konnte. Bei S. wäre mir niemals in den Sinn gekommen, zu operieren, und doch landete er auf dem OP-Programm. Eine Entscheidung, die aus Gründen der Wirtschaftlichkeit und auf Wunsch des Patienten erfolgte.

Ich musste mich im Alltag damit auseinandersetzen, dass Patienten unterschiedliche Charaktere haben wie Strauß oder Biene und ich unterschiedlich mit ihnen kommunizieren muss. Wenn ich mich von der Kategorisierung löse und der Kommunikation mit den Patienten den Stellenwert einräume, den sie eigentlich braucht, ist es die eigentliche Herausforderung. So lehne ich mich tagtäglich gegen ein System auf, das die Arzt-Patienten-Kommunikation nicht ausreichend wertschätzt. Dafür muss ich zahlreiche Überstunden machen, opfere mein Leben und meine Gesundheit. Was am Ende dazu führt, dass ich meinen Beruf und den Umgang mit Menschen zu hassen beginne. Seit ich als Ärztin arbeite, hatte ich etliche Magenschleimhautentzündungen, Bandscheibenvorfälle und gebe mich damit zufrieden, nur in Ausnahmefällen auf die Toilette zu gehen, etwas zu essen und zu trinken. Betrete ich ein Krankenhaus, bin ich mir heute manchmal nicht sicher, welche der krank aussehenden Menschen nun zum Personal oder zu den Patienten gehören.

Natürlich lernte ich nicht nur Ärzte kennen, die sich krank arbeiteten oder alles unternahmen, um dem ökonomischen Druck gerecht zu werden. Ich lernte Ärzte kennen, die auch in den extremsten Situationen gelassen und ruhig blieben. Die den Spagat zwischen Beruf und Privatleben schafften, zu jeder Tages und Nachtzeit freundlich und zugewandt blieben und sofort zur Stelle waren, wenn man sie brauchte. Mit ihnen Patienten zu versorgen, die unsere Hilfe dringend benötigen, macht Spaß, ich lerne jeden Tag etwas dazu.Erst als ich mir zugestand, meinem eigenen Leben Raum zu geben, wurde ich wieder zu einer empathischen, kompetenten und glücklichen Ärztin. Das ist in meinem Beruf nur möglich, indem ich in sogenannter Teilzeit arbeite. Ein eklatanter Fehler im System. Diese Teilzeit beinhaltet eine Durchschnittsarbeitswoche von über fünfzig Stunden, auch das kann ich nur leisten, weil mein Partner dieses Leben mitträgt. Dass mir damit der Weg in eine leitende Position im Krankenhaus verwehrt bleibt, ist glasklar. Eine Tatsache, mit der ich noch umzugehen versuche. Bisher habe ich schon einige Steine aus dem Weg geräumt und gerade durch die Umwege viel gelernt. Wer weiß, wie es weitergehen wird.

Am Anfang waren meine leitenden Ärzte sehr misstrauisch gegenüber einer Frau, die Unfallchirurgin werden wollte und sich zeitgleich auf eine Schwangerschaft einließ. Manche stempelten mich von vorneherein ab und empfahlen mir direkt, die Fachrichtung zu wechseln. Andere wiederum genossen es, sich währen der Operation mit einer Frau über Privates auszutauschen. Mein leitender Oberarzt diskutierte mit mir die Stuhlgewohnheiten der Kinder und tauschte sich über Erziehungstipps aus. Als Mutter habe ich Zugang zu einer Welt der endgültig Erwachsenen, die Ärzten in Weiterbildung ohne Kinder verwehrt bleibt. Nach einer anstrengenden Phase der Wiedereingliederung nach der Elternzeit, in der ich mich zunächst wieder beweisen und die leitenden Ärzte davon überzeugen musste, dass ich nichts verlernt hatte, war bei den meisten Ärzten auch das Misstrauen mir gegenüber verschwunden. Vielmehr hatte ich tatsächlich das Gefühl, respektiert zu werden.

Erst die Teilzeit, die mir auch ein Leben außerhalb der Medizin ermöglichte, machte mich zu der Ärztin, die ich sein möchte. Heute kämpfe ich an der Seite vieler anderer Ärzte tagtäglich für die Patienten und eine menschliche Medizin und gegen ein System, das uns schwer aufstößt. Gegen ein System, das die Ökonomie an vorderste Stelle setzt, maßlos ausgenutzt wird und das Vertrauen in uns Ärzte massiv zerstört hat.

Diese Medizin bedeutete, O. in der Notaufnahme nicht abzuweisen, weil er sonst nur geringe Überlebenschancen gehabt hätte. Ihn am Leben zu erhalten mit allen Kräften, bis ein Krankenhaus ausfindig gemacht war, das ihn versorgen konnte. O. zwei Stunden lang zu versorgen, obwohl er ein Kleinkind war und eigentlich einen Pädiater gebraucht hätte, den es in meinem Krankenhaus aber nicht mehr gab. O. so zu versorgen, dass er zwar überlebte, aber in deutlich kompetenteren Händen wäre er sicherer aufgehoben gewesen. Es bedeutete, O. zu versorgen und zu wissen, dass die zweiundachtzigjährige M. auf der Station zeitgleich einen Herzinfarkt erlitten hatte und nicht rechtzeitig versorgt werden konnte, weil kein weiteres Personal verfügbar war. Diese Medizin bedeutete, entscheiden zu müssen, wer an diesem Tag überlebte.Die Tragweite der Entscheidungen über Menschenleben konnte ich mir zu Beginn meines Medizinstudiums nicht vorstellen. Es ist das Ergebnis der scheinbar notwendigen Rationierung von Maßnahmen in unserem Gesundheitssystem. Schwangere, Neugeborene, Kleinkinder und Kinder können nicht mehr ausreichend versorgt werden. Vielerorts fehlen Pädiater und Gynäkologen, die Anfahrten sind lange, die Intensivstationen und Kreißsäle ständig überfüllt. Denn Geburten und die Therapien in der Gynäkologie und Kinderheilkunde werden in unserem DRG-System nicht hinreichend gut bezahlt. Die Einhaltung der wirtschaftlichen Kriterien ist hier noch weniger möglich als in anderen Fachgebieten. Mit einem Fünfundsechzigjährigen Mann darüber zu diskutieren, dass er das Krankenhaus nach fünf Tagen verlassen muss, obwohl er noch kaum gehen kann, ist etwas anderes, als Kleinkinder vorzeitig zu entlassen.

In der Kinderheilkunde gibt es zwar ebenso viele Leitlinien wie bei Erwachsenen, aber noch mehr individuelle Therapieentscheidungen, die mithilfe des DRG-Systems nicht abgebildet werden können. Die Versorgung von Kindern mit chronischen, lebensbedrohlichen Erkrankungen ist langwierig und teuer, die Zukunft oftmals nicht absehbar. Wie soll so eine Erkrankung mit einer Fallpauschale belegt werden? Frauen müssen unter Wehen teilweise im Umkreis von bis zu 150 Kilometern nach einem offenen Kreißsaal suchen, um irgendwo ihr Kind gebären zu können und dann drei Tage nach einem Notkaiserschnitt das Krankenhaus wieder verlassen zu müssen. Das mag den wirtschaftlich orientierten Betreibern der Krankenhäuser gefallen. Hebammen, Kinder- und Frauenärzten beschert es die Behandlung vieler Komplikationen, die man verhindern hätte können.

Die einzig wahre Bereicherung in diesen Situationen: Es ist doch auch unter Ärzten irgendwie möglich zusammenzuarbeiten. Natürlich waren unter der maximalen Belastung alle Nerven angespannt, und so manch innerer Stress entlud sich direkt auf das Gegenüber. Stand ich aber im Schockraum und musste das Kleinkind O. versorgen, so eilte mit Verwünschungen der Internist von der Intensivstation herbei und brachte trotzdem all seine Kraft mit ein. Auch auf die völlig überforderte Anästhesie war Verlass. Konnte der Anästhesist nicht den OP verlassen, so schickte er die hervorragend ausgebildete Anästhesieschwester, die dank ihrer Erfahrung auf der Kinderintensivstation hilfreiche Informationen beisteuern konnte. Rollte der Notarzt an und bemerkte die völlig ausgelastete Notaufnahme, blieb er ein paar Minuten länger, um selbst mitzuarbeiten.

Wenn Menschenleben auf dem Spiel stehen, werden alle ihr Bestes geben. Eine absichtliche Gefährdung habe ich glücklicherweise noch nie in der direkten Patientenversorgung erleben müssen. Ohne die unglaublich große Hilfe und Unterstützung durch die ständig überarbeiteten Pflegekräfte hätte so mancher Patient sein Leben verloren. Im Endeffekt arbeiten wir alle im Gesundheitswesen, weil wir den Menschen beistehen wollen und uns für sie interessieren. Das »Helfersyndrom« muss nicht immer negativ verstanden werden. In den allermeisten Fällen ist es eine zwingende Voraussetzung. Nur durch das ständige Überschreiten der persönlichen Belastungsgrenzen war es in den letzten Jahren überhaupt noch möglich, die Patienten adäquat zu versorgen. Tag für Tag bewundere ich die Kollegen, die trotzdem für jeden ein offenes Ohr haben, einem ein Lächeln ins Gesicht zaubern und bei jedem Notfall sofort zur Stelle sind.Die Debatte um die Rationierung im Gesundheitssystem war durch das DRG-System vorherbestimmt. Das bewusst medizinisches Personal und überlebensnotwendige Versorgungsstrukturen vorenthalten werden, wurde leider nie genug thematisiert. Die Vorbehalte der Ärzte, die es bereits bei der Einführung des Systems gab, wurden ignoriert. Die Prinzipien der freien Wirtschaft widersprechen dem Solidaritätsprinzip und der Menschlichkeit im Gesundheitswesen. Wäre es von Anfang an um die Rationierung und Priorisierung gegangen, hätte es vielleicht eher eine öffentliche Schlammschlacht gegeben. Politiker hätten darüber diskutieren müssen, welche Maßnahmen sinnvoll sind. Welche Kriterien werden zur Steuerung angewandt? Spielt das Alter eine Rolle? Die Bedürftigkeit? Die Krankenkassenzugehörigkeit? In Deutschland gibt es keine gesetzliche Regelung für die Priorisierung der Patientenversorgung, einzig die Wirtschaftlichkeit ist vorgegeben. Ich kann unmöglich in meinem ärztlichen Alltag akzeptieren, dass Patienten auf ihre notwendigen Therapien verzichten müssen. Mein Ziel muss es immer bleiben, für die Patienten zu kämpfen. Da die Politik verfehlt hat, die gesetzlichen Regelungen anzupassen, müssen nun alle Patienten und die Arbeitenden im Gesundheitswesen dafür büßen.

Am Ende aber stehen nun wir Ärzte in der Verantwortung, wir können nicht rechtzeitig reagieren, verlieren Patienten und das Vertrauen. Im Gegenzug bekommen wir unzählige Stellungnahmen, einen Haufen Bürokratie und engen Kontakt zu Anwälten im Medizinrecht.Das Vertrauen der Patienten zurückzugewinnen, wird eine der größten Aufgaben in der Zukunft für unsere Ärzteschaft sein. Wir haben jedoch nie gelernt, zusammenzuarbeiten und uns gegenseitig zu unterstützen, stattdessen erfüllen wir Funktionen, kämpfen gegeneinander, neiden uns alles gegenseitig. Das überwiegend von Männern dominierte Netzwerk ist ein Sumpf elitärer Kreise, Positionen werden durch Machtbewusstsein und Hahnenkämpfe gesichert. Vielleicht ähnelt es am ehesten dem Hauen und Stechen unter Spitzenpolitikern in der Wahlkampfphase. Es wird mit den härtesten Bandagen, den besten Anwälten und den miesesten Tricks gekämpft. Am Ende gewinnt, wer die meisten Forderungen bei der Geschäftsführung durchbekommt, seinen Chefposten behält und ein paar Betten mehr belegen darf.Im Alltag führt das unter anderem zu dem Kampf um OP-Kapazitäten. Die OP-Pläne waren grundsätzlich überplant. Jede Operation wird kürzer geplant, als sie sehr wahrscheinlich dauern wird, eventuelle Verzögerungen durch schwierige Vorgehensweisen oder gar Komplikationen werden selbstverständlich nicht einberechnet. Die Zeit zur Weiterbildung der Ärzte natürlich ebenso wenig. Wie sollte ich bitte die operative Versorgung einer Knieprothese in derselben Zeit durchführen wie mein Chefarzt, der diese Operation schon tausendmal durchgeführt hat? Also fiel der Lehranteil bei einer solchen Operation häufig gering aus. Und trotzdem wird der OP-Plan an fast keinem Tag eingehalten.

Der OP-Koordinator muss jeden Tag die Chefärzte der operativen Fächer daran erinnern, dass sie ihre geplanten Operationen zum Ende des normalen Tagesablaufs abschließen. Danach sind in der Dienstbereitschaft nur noch dringliche oder notfallmäßige Operationen erlaubt. Was dazu führt, dass dringliche und Notfall-Operationen am Ende des OP-Plans stehen oder überhaupt erst am Ende eines normalen Arbeitstages auf den OP-Plan geschrieben werden. So kann die geplante operative Versorgung tagsüber stattfinden und die Patienten, die definitiv operiert werden müssen, werden in die unterbesetzten Dienste verlegt. Wenn die leitenden Ärzte am Ende eines Arbeitstages zusammenkommen, artet das meist in eine Schlacht aus. Akute Bäuche sind lebensgefährlicher als akute Brüche, nicht durchblutete Beine aber noch schlimmer. Melden sich dann auch noch der Gynäkologe und der Herzchirurg wird es unübersichtlich. Insbesondere, wenn die zu operierende Person noch ein paar Minuten zuvor keinesfalls einer Not-OP bedurft hätte.

So wurde A. drei Tage nacheinander vom OP-Programm gestrichen. A. hatte sich das Sprunggelenk ziemlich kompliziert gebrochen. Am Aufnahmetag war der Operationssaal voll belegt, sodass ein Kollege ihr Sprunggelenk wieder in Position brachte und eingipste. Der instabile Bruch stand allerdings auch im Gips nicht ganz korrekt, er musste zwingend operativ versorgt werden. Eigentlich gehört auf solch einen Bruch gleich zu Beginn ein Fixateur externe. Also dieses Gestell, das außerhalb der Haut fixiert wird und die Bruchstücke achsgerecht in Stellung hält. Anderenfalls können die Weichteile nicht abschwellen. Aber erst nach dem Abschwellen kann eine solche Fraktur überhaupt endgültig mit den notwendigen Platten und Drähten versorgt werden. Würde man diese Fraktur operieren, während die Weichteile noch stark angeschwollen sind, würden wir die Haut zwar aufschneiden können, um die Knochen zu versorgen, aber sie würde nicht mehr zugehen. Falls doch, ginge das nur unter großer Spannung, sodass die Wunde nicht richtig heilen wird. A. wurde aber nicht operiert. Denn am Folgetag waren die Operationssäle voll durchgeplant: Hüftprothesen, Knieprothesen, Wirbelsäulenoperationen. A. sollte also wie üblich am Abend im Dienst operiert werden. Dass die Weichteile bis dahin nicht ausreichend abschwellen würden, war klar. Zu Beginn des Nachtdienstes liefen noch mehrere Operationssäle weiter, pünktlich zur Dienstbereitschaft standen notfallmäßige Bauch- und Gefäßoperationen auf dem Plan. Auch in dieser Nacht konnte A. nicht operiert werden. Dasselbe Spiel am Folgetag. Sie wurde schlussendlich in der dritten Nacht operativ versorgt. A. hatte seit ihrer Aufnahme drei Tage zuvor fast nichts gegessen und getrunken. Denn ständig hatte man sie in dem Glauben gelassen, dass sie bald operiert werden würde.

Es gibt in jedem Krankenhaus, an jedem Tag eine Person wie A., die ein oder zwei Tage länger auf die operative Versorgung warten muss als notwendig, weil die lukrativen Eingriffe vorgezogen werden. Patienten zu verärgern, die bereits alle ihre Termine für einen geplanten Eingriff am Knie oder an der Wirbelsäule ausgemacht haben, ist nicht besonders umsatzfördernd. Diese Patienten suchen sich im Zweifel eine andere Klinik, es spricht sich herum und am Ende bleiben die geplanten, lukrativen Eingriffe aus. Unfallchirurgische Verletzungen gibt es immer. Kaum ist ein Operationssaal frei, werden sie alle zum Notfall. Was für eine fragwürdige Art der Priorisierung.Erst in den letzten ein bis zwei Jahren wurde mir ein weiteres Problem dieser Priorisierung nach wirtschaftlichen Kriterien bewusst. Meine Weiterbildung und chirurgischen Handgriffe trainierte ich mir durch viel Übung an. Aber diese Fertigkeiten lernt man nur, indem man sie selbst ausüben darf. Im Zuge dieser massiven Arbeitsverdichtung ist die Weiterbildung stark gefährdet. Ich hatte immer Krankenhäuser ausgewählt, die zwar groß waren, aber nicht die größten. Ich habe als approbierte Ärztin in keinem Maximalversorger gearbeitet und in keiner Uniklinik. Die Erfahrungen in meiner Studienzeit hatten mir gezeigt, dass an diesen Kliniken zwar viel theoretischer Inhalt vermittelt wurde und die wissenschaftliche Arbeit einen großen Stellenwert hatte, aber die praktischen Lehrinhalte kaum Beachtung fanden.

In den Fortbildungen der unfallchirurgischen Fachgesellschaften bestätigte sich dieses Bild. Bei den Veranstaltungen trafen wir regelmäßig auf Ärzte aus Maximalversorgern. Übten wir an Präparaten die chirurgischen Tätigkeiten, so stellte sich oft heraus, dass die Ärzte aus den Unikliniken noch niemals unter Anleitung oder gar selbstständig eine solche operative Versorgung durchgeführt hatten. Es ist durchaus üblich, Ärzte in Weiterbildung jahrelang auf später zu vertrösten.Insbesondere fiel es mir auf, wenn sich Kollegen aus den größten Versorgungszentren bei uns als Ärzte in Weiterbildung bewarben. J. kam aus einem Maximalversorger, war seit fünf Jahren Arzt und im letzten Weiterbildungsjahr. Sein Operationskatalog war fast komplett leer. Weil es unmöglich ist, innerhalb eines Jahres die entsprechenden operativen Fertigkeiten zu erlernen, wird sich J.s Weiterbildungszeit noch um einige Jahre verlängern. S. hingegen war die ersten Jahre seiner Weiterbildung in einem kleinen Krankenhaus gewesen. Dort hatte er vor allem die unfallchirurgischen Tätigkeiten erlernt, aber selten operativ versorgt. Denn die Oberärzte operierten viel alleine. Um das Haus nicht zumachen zu müssen, wurde auch dort so viel wie möglich in kürzester Zeit operiert. Das ließ wenig Spielraum für eine gute Lehre. S. erhielt bereits Unterschriften für seine durchgeführten Operationen im Logbuch, wenn er mit einer Operation begonnen hatte, selbst wenn er sie schlussendlich doch nicht durchführen durfte. Dafür hatte S. viel Erfahrung mit kleineren Eingriffen, die an großen Maximalversorgern häufig nicht mehr angeboten werden. Für den orthopädischen Bereich hatte er für ein Jahr in eine andere Klinik, einen Maximalversorger, rotiert. Leider war er als Rotationskollege immer der letzte der Futterkette und kam kaum in den Operationssaal. Der Maximalversorger war noch unstrukturierter in seinem Weiterbildungskonzept als das kleine Haus, sodass S. auch in der Rotation keine Prothese implantierte. Er war ein guter Arzt in der Notaufnahme, auch die stationäre Versorgung der Patienten erledigte er zuverlässig. Aber als S. seinen Facharzt machte, hatte er niemals eine Prothese implantiert und auch nie bei größeren unfallchirurgischen Verletzungen geholfen.Wenn alle Oberärzte da sind, ist die massive Verschlechterung der Lehre in den chirurgischen Fächern kein Problem. Fallen einmal ein oder zwei Oberärzte krankheitsbedingt aus, wird es schon schwieriger. Wie an einem Tag im Februar in meiner Klinik. Unsere beiden unfallchirurgischen Oberärzte waren krank, der Chef auf einem Kongress. Mein Kollege L. und ich wurden als angehende Fachärzte zusammen in den unfallchirurgischen Operationssaal eingeteilt. Die übrigen Säle wurden von den verbliebenen Oberärzten der Orthopädie abgedeckt. Sollten wir bei einer Operation nicht weiterwissen, müssten wir einen der Oberärzte aus einem anderen Saal dazuholen. Ohne oberärztliche Hilfe Frakturen versorgen zu dürfen, das schmeichelt und schafft Vertrauen. Tatsächlich jedoch war es aus der Not geboren, um den OP-Plan einzuhalten. S. oder J. jedoch hätten trotz gleichem Weiterbildungsjahr diese Frakturen nicht versorgen können.Die Ärzte, die jetzt mit ihrer chirurgischen Facharztweiterbildung beginnen, haben nicht mehr die gleichen Chancen wie L. und ich. Rechne ich mit ein, dass es in Zukunft kleinere Krankenhäuser nicht mehr geben wird und alle Eingriffe nur noch von hochqualifiziertem Fachpersonal an riesigen Versorgungszentren durchgeführt werden, bleibt kein Platz mehr für Lehre. In zwanzig Jahren werden uns die gut ausgebildeten Chirurgen fehlen. Wir werden lauter Fachärzte haben, die erst in verantwortungsvoller Position die chirurgischen Fertigkeiten erlernen können. Die Qualität wird also schlechter werden. Außer du lässt dich an einem lukrativen Körperteil operieren. Auch eine Form der Priorisierung.Durch die notwendige Priorisierung im Alltag lief ich eines Abends um 23 Uhr J. in die Hände. J. war sechsundzwanzig Jahre alt, halbseitig gelähmt, saß im Rollstuhl und hatte die Hälfte ihres Lebens im Krankenhaus verbracht. Sie hatte sich den Oberschenkel gebrochen und war von uns versorgt worden. Die Notaufnahme hatte ich sich selber überlassen müssen, weil ich soeben auf Station überraschend eine Patientin verloren hatte. Der zweite Kollege im Haus stand im OP-Saal und als mich die Gesundheits- und Krankenpflegerin zur Reanimation dazurief, war das Rea-Team schon vor Ort. Sie verstarb. In der Notaufnahme wartete eine Horde überforderter Patienten, die nicht gelernt hatten, wie man mit einer Schürfwunde umgeht, gereizte Alkoholiker, Polizisten mit zwei Männern zur Blutabnahme wegen Drogenkonsum und eine weitere Horde Patienten, die meine medizinische Versorgung wahrscheinlich dringend benötigten. Ich rief die Tochter der Verstorbenen an und verließ das Stationszimmer. Da saß J. vor mir. Sie reichte mir die Hand. »Du schaffst das schon.« Ihre Geste, die aufmunternden Worte trafen mich unvorbereitet. Meine professionelle Distanz wich einer herzlichen Dankbarkeit. Wir lächelten uns an. Zwei Menschen, die sich gegenüber standen und sich ohne weitere Worte verstanden. Als ich in die Notaufnahme zurückging, genehmigte ich mir dreißig Sekunden Pause. Am nächsten Morgen beendete ich um 10 Uhr meine Schicht. Wie immer ohne eine Minute Schlaf.Auch heute noch gibt es Situationen, in denen ich überfordert bin. Hauptsächlich weil von mir erwartet wird, an vier Orten gleichzeitig zu sein und Dinge zu vollbringen, die nicht machbar sind. Sich davon zu distanzieren, fällt nicht immer leicht. Denn es bedeutet jeden Tag sehr vielen Patienten zu erklären, warum sie lange auf mich warten müssen. Die ständige Aggression der Patienten erschwert meine Arbeit zusätzlich. Mittlerweile zucke ich einfach mit den Schultern. »Beschweren Sie sich bei unserem Gesundheitssystem. Ich arbeite so schnell ich kann. Aber ich verspreche Ihnen, dass ich mich dann auch wirklich mit Ihnen beschäftigen werde, wenn ich Zeit für Sie habe.« Genauso häufig gibt es aber kleine, wertvolle Momente wie den mit J. Diese aufmunternden, beruhigenden Momente voller Dankbarkeit. Dieser zwischenmenschliche Austausch ist für die Patienten ebenso wichtig wie für mich.

Zu Beginn meiner Zeit als Ärztin war ich sicherlich emotional unreif. Die ständige Überforderung, der Schlafmangel, der fehlende Ausgleich und die mangelnde Möglichkeit, mich mit Kollegen über die Momente zwischen Leben und Tod auszutauschen, hatten mich dünnhäutig gemacht. Die emotionale Seite unseres Berufes wird häufig verschwiegen. Unter der Dunsthaube der Professionalität sollen wir die eigenen Emotionen zurückhalten. Heute würde ich nicht mehr völlig überfordert, weinend durch die Flure hetzen. Nicht, weil ich gelernt habe, damit umzugehen. Sondern, weil ich es nicht mehr dazu kommen lasse. Wer sich Ausgleich gönnt, die Arbeitsbelastung reduziert und sich gegen unmenschliche Arbeitsbedingungen entscheidet, ist weniger überfordert. Es sollte eigentlich im Zuständigkeitsbereich der Arbeitgeber liegen, ihren Angestellten ausreichend Zeit und Möglichkeiten zur Erholung zu geben.Einige Jahre später stehe ich nun kurz davor, meinen Traum umzusetzen. Ich werde bald Fachärztin für Orthopädie und Unfallchirurgie sein. Meine Leidenschaft, Patienten aufzuschneiden, mag für den einen oder anderen befremdlich sein. Für uns Unfallchirurgen ist es ein kleiner Teil des Himmels. Wirklich geheilt werden kann man von dieser Sucht nicht. Wer nach Jahren dieser Belastung noch immer Patienten operiert, zeugt allerdings von einer unglaublichen Widerstandskraft gegen ein menschenunwürdiges System.Die Anforderungen an unsere Arbeitsbedingungen haben sich seit dem Beginn meiner Weiterbildung vor sieben Jahren stark geändert. Nicht nur Frauen möchten nicht mehr völlig überfordert durch die Klinikflure hetzen. Auch Männer kommen mittlerweile ihrer Verantwortung als Väter und Partner nach. Elternzeit, Teilzeitarbeit und patientengerechtes Arbeiten gehen alle an. Es gibt immer noch zu wenig Verständnis für familiengerechte Arbeitszeiten und Forderungen zur Vereinbarkeit. Männer, die in Elternzeit gehen, erleiden die gleichen Repressalien wie Frauen. Sie büßen meist ihren Platz im Team ein. Gerade deshalb entscheiden sich immer noch zu wenige Männer für eine partnerschaftliche Aufteilung. Für uns Frauen scheint es allerdings eingeplant und in Ordnung zu sein, dass wir uns mit den hinteren Reihen begnügen.Erst wenn die Männer selbst die Vereinbarkeitsproblematik erleben, werden sich die Strukturen ändern. Erst dann werden auch Frauen den Weg finden in Leitungsjobs und Positionen, die Strukturen ändern können.

Bei einem meiner Auslandsaufenthalte lernte ich einen sehr kompetenten Arzt in Westafrika kennen. Er hospitierte einige Wochen in unserer Abteilung. Eigentlich sollte er sich in Deutschland chirurgische Fähigkeiten abschauen und ein anderes Gesundheitssystem kennenlernen. Am Ende seines Besuchs erzählte er mir voller Abscheu: »Ihr seid keine Ärzte mehr. Ihr seid Roboter. Ihr entscheidet nichts mehr selbst. Alles wird bereits vorher entschieden. Ihr füllt nur noch Checklisten aus. Ihr operiert Mütter, Väter und Kinder und am Abend habt ihr noch nicht einmal Zeit für eure eigene Familie. Wie sollt ihr lernen, dass das, was ihr macht, wichtig ist? Es ist nichts mehr wert.« Er traf mich mitten ins Herz.

Aus meiner Elternzeit und der ständigen Lernphase als Partnerin und Mutter nahm ich Kompetenzen mit in den Beruf, die ich früher absolut unterschätzt hatte. Die Effizienz ist mit meiner Rolle als Mutter in beträchtlichem Ausmaß gewachsen. Die Fähigkeit, mich auf Patienten einzulassen und ihre Bedürfnisse abzuschätzen, ist als Teilzeitärztin anders möglich als noch in Vollzeit. Ich entschied mich nach der Elternzeit bewusst gegen den Hass, den dieses System produziert. Teilzeit zu arbeiten, macht mich ausgeruhter, zufriedener und glücklicher. Daraus resultieren mehr Geduld, Verständnis und Teamfähigkeit. Das gilt statistisch gesehen auch für Männer. Sie fühlen sich zufriedener, wenn sie Zeit mit ihrer Familie verbringen und sich Zeit für eine Ruhepause gönnen. Sie sind gelassener, werden seltener krank und arbeiten effizienter. Dass ich an Arbeitstagen spätestens um 16 Uhr 30 das Krankenhaus verlasse, hat mit meiner Verpflichtung als Mutter zu tun. Bis zu diesem Zeitpunkt habe ich alle Arbeit erledigt.

Dieselbe Effizienz würde vielleicht auch ein männlicher Kollege mit derselben Verantwortlichkeit zeigen. So aber sitzen viele meiner Kollegen noch um 19 Uhr am Schreibtisch.Die Sozialkompetenz, die sich außerhalb der Klinik erwerben lässt, ist vielen meiner Kollegen leider fremd. Oder aber sie lassen sie nicht zu. Noch immer gilt die ärztliche Autorität, Härte und Selbstsicherheit als zwingendes Kriterium für den beruflichen Erfolg von Männern. Die wirklich guten Ärzte, die ich in meiner Laufbahn erlebt habe, haben nichts von alledem. Meist waren diese Ärzte Personen, die in der Medizin ähnliche Umwege gehen mussten wie wir Mütter in einem Beruf wie meinem. Sie waren Chefärzte und verloren ihre Posten. Sie waren leitende Ärzte und mussten aufgrund einer schweren Erkrankung eine Weile pausieren oder sich nach einigen Scheidungen mit sich selbst beschäftigen.Diese oftmals älteren Ärzte haben ähnliche Kompetenzen wie viele von den jungen, arbeitenden Müttern. Sie haben eine Liebe zum Umweg entwickelt. Sie strahlen Gelassenheit und Leidenschaft aus. Freundlich, herzlich und menschlich begegnen sie Patienten und Kollegen. Sie lassen Emotionen zu und hören zu. Eine der wichtigsten Voraussetzungen in der Arzt-Patienten-Beziehung ist die Begegnung auf Augenhöhe. Sich aufrichtig und ehrlich, mit Zeit und einem Lächeln zu begegnen. Zeit, Aufmerksamkeit und Vertrauen in der Arzt-Patienten-Beziehung sind genauso wichtig wie Wissenschaft und Fachkompetenz. Das System aber ist aktuell dabei, all diese Kompetenzen abzutrainieren. Die sozialen Kompetenzen werden nicht bezahlt und die Fachkompetenz wird durch die mangelnde Zeit für Weiterbildung in den nächsten Jahren massiv sinken.Wir Ärzte sollten uns alle zusammen für eine menschliche, wertebasierte und qualitativ hochwertige Medizin entscheiden. Wir sollten den Hass hinter uns lassen, Emotionen zulassen und eine offene und ehrliche Medizin praktizieren, die die Begegnung mit den Patienten auf Augenhöhe zulässt.Wenn ich heute das Messer in die Hand nehme und einen Patienten operiere, dann bin ich mir absolut sicher, dass die Indikation für die Operation die richtige ist. Ich entscheide mich zusammen mit dem Patienten dafür, diese Operation durchzuführen. Ich leiste es mir, unabhängig von den ökonomischen Strukturen zu entscheiden. Ich höre den Patienten zu, sehe nach ihnen, kontrolliere ihre Wunden und versichere mich, dass sie nach ihrem Krankenhausaufenthalt gut versorgt sind. Ich bin ausgeruhter, zufriedener und glücklicher. Die Patienten fühlen sich gut aufgehoben und können von mir erwarten, dass ich mit ihnen ehrlich umgehe.

Dabei bin ich nicht alleine. Mittlerweile versuchen auch viele meiner Kollegen wieder, diese ärztlichen Kompetenzen in ihren ärztlichen Alltag zu integrieren. Nicht immer hat man damit auch beruflich Erfolg. Häufig wird man aussortiert und kann eine klinische Karriere an den Nagel hängen. Wer sich nicht an das System hält, fällt eben raus. Viele dieser Ärzte sammeln sich heute in unterschiedlichen Projekten, Vereinen und Organisationen.Überraschenderweise hatte mein Tun bisher noch keine negativen Auswirkungen auf meinen beruflichen Erfolg. Mein häufiges Ablehnen einer operativen Versorgung oder die Diskussionen in den Besprechungen über die korrekte Indikation für eine OP haben mir im Alltag bisher Respekt und Wertschätzung eingebracht. Meine Freundlichkeit und Herzlichkeit führte dazu, dass ich zu der Ärztin geworden bin, die ich sein möchte. Ich gehe nicht im System unter. Ich habe eine Persönlichkeit, die ich nicht verstecke. Ich arbeite mit Leidenschaft und Emotionen. Ich zeige meinen Patienten meine Betroffenheit, wenn ich schlechte Nachrichten überbringe. Ich rege mich leidenschaftlich über Patienten auf, die meine Zeit bewusst in Anspruch nehmen, um sich selbst aus der Verantwortung zu ziehen. Vereinbare ich am Wochenende Termine, um Wunden nachzukontrollieren und die Patienten erscheinen nicht, werde ich wütend. Plane ich Sprechstundentermine in der Ambulanz ein und die Patienten sagen nicht einmal ab, ärgert mich das enorm. Diese Zeit fehlt mir für andere Patienten. Ich bin authentisch, kein Roboter und kein Rädchen im System. Ich bin ein Mensch wie jeder andere auch.Meine Kollegen und Vorgesetzten können sich auf mich verlassen, sie vertrauen mir, haben mich gerne um sich, operieren gerne mit mir. Der Umweg war auch anderweitig ein Vorteil. In Elternzeit gewesen zu sein und Teilzeit zu arbeiten, bedeutete für mich, dass viele Kollegen an mir vorbeizogen. Dadurch war ich weniger Konkurrentin. Sie schlossen mich automatisch in ihr männliches Netzwerk mit ein und informierten mich über private und berufliche Veränderungen. Dank dieser Informationen konnte ich häufig schon frühzeitig Entscheidungen treffen, die beruflich von Bedeutung waren. Ich habe bei ihnen einiges gelernt, über Verhandlungen und Verhaltensmuster.

Einiges musste ich mir antrainieren. Männer sehen einem direkt in die Augen, weniger nach rechts und links. Sie wollen ihren Gesprächspartner einschätzen und wissen, ob er eine Bedrohung darstellt. Wenn man sich nicht in die Sichtachse stellt, wird man gerne übersehen. Frauen sehen etwas mehr nach rechts und links. Grundsätzlich fixieren sie ihr Gegenüber eher unterhalb der Augenpartie, um keine ungewollten Aggressionen auszulösen. Mich aus der weiblichen Position etwas herauszubewegen, mich zu zeigen und den Mut zu haben, aufzufallen und Fehler zu machen, war wichtig. Ich vertraue auf meine weibliche Intuition, bleibe aber mittlerweile geduldig und konsequent in meinen Forderungen. Emotional für meine rational begründbaren Überzeugungen einzutreten hat meist größere Überzeugungskraft, als nur mit Fakten um mich zu werfen.Wie viele Frauen habe ich vorher immer zu früh aufgehört zu verhandeln oder mich mit weniger zufriedengegeben. Männliche Vorgesetzte sind es nach wie vor nicht gewohnt, mit Frauen auf Augenhöhe zu verhandeln. Dass männliche Kollegen Weiterbildungen und Zuschüsse bereits früher zugebilligt bekommen als ich, verbuche ich unter den Erfahrungen, die eine Frau in der männlichen Arbeitswelt machen muss. Bloß gebe ich mittlerweile nicht mehr so schnell auf. Viele Kolleginnen übernehmen die gängigen männlichen Verhaltensmuster, beteiligen sich am Hahnenkampf, fahren die Ellenbogen aus und arbeiten mit den härtesten Bandagen. Die Erfahrung aber zeigt, dass sie grundsätzlich spitzere Gegenstände brauchen als die männlichen Kollegen, um ans Ziel zu kommen. Sie sind am Ende nicht mehr teamfähig, verlernen es, auf ihre Kollegen zu hören und sind heute wahrscheinlich die furchtbaren Chefinnen, von denen man hört, sie seien noch weniger zu ertragen als die Dinos von früher.Bis heute verachte ich Kolleginnen, die ihre weiblichen Reize für das berufliche Weiterkommen einsetzen. Gerade junge Kolleginnen erlebe ich immer wieder dabei, wie sie mit gespielter Ahnungslosigkeit, die Hilfe der männlichen Kollegen einfordern.

Dieses peinliche Verhalten führt dazu, dass sie grob unterschätzt werden. Bis die meisten männlichen Kollegen verstanden haben, dass sie nur ausgenutzt werden, haben sich die Frauen schon an ihnen vorbei in Operationen geschlichen oder freie Wochenenden ergattert.Als Frau in einem von Männern dominierten Beruf muss ich mich mit meiner Weiblichkeit beschäftigen. Insbesondere die Schwanger- und Mutterschaft half mir ungemein dabei, mich als Frau nicht zu verleugnen. Heute nutze ich meine Fähigkeit zu Emotionen und zur Kommunikation ganz bewusst. Meine Indikationen sind sicher, mein Umgang mit Fehlern viel ehrlicher und freier als in den Jahren zuvor. Ich lasse mich auf die Patienten ein und versuche, die Ursachen für Beschwerden tatsächlich zu verstehen. Dieses Gespür führt häufig dazu, dass ich Patienten identifiziere, deren Probleme ganz anders gelagert sind. Der Umgang mit vielen Müttern und Großmüttern in der Elternzeit zeigte mir, dass Frauen häufig anders empfinden und beurteilen, als wir es als Mediziner gewohnt sind.

Die Problematik der »gender medicine« ist in Deutschland nach wie vor groß. In unseren Lehrbüchern wird von typischer Symptomatik einer Erkrankung gesprochen, wenn es sich um einen 80 Kilogramm schweren, 180 Zentimeter großen Mann handelt. Alle Symptome, die von diesem Durchschnittspatienten abweichen, werden häufig als atypisch oder untypisch eingestuft. Ein in diesem Zusammenhang am häufigsten genanntes Beispiel ist die Symptomatik eines Herzinfarkts. Ein Mann hat Druck auf der Brust, fühlt Atemnot und eventuell eine Ausstrahlung in den linken Arm. Eine Frau hingegen zeigt häufiger Beschwerden im Unterkiefer, im Rücken oder im Oberbauch, begleitet von Übelkeit. Die weibliche Symptomatik dann als atypisch zu bezeichnen, halte ich für fehlerhaft.

Da unsere Wissenschaft und Forschung nach wie vor die meisten Studien an den männlichen Durchschnittspatienten durchführt, kommt es ganz selbstverständlich zu einer Verzerrung der Ergebnisse. Wenn Medikamente und Studien nicht mit Frauen als Probandinnen durchgeführt werden, können sie eben auch keine Aussage für Frauen treffen. Dieser Effekt ist bei vielen Nebenwirkungen für Medikamente ausgeprägt. Insbesondere hier sollte uns Ärzten bewusst sein, dass häufige Nebenwirkungen eben auch nur bei Männern häufig sind und bei Frauen ganz anders aussehen können. Dass Studien häufig nur mit männlichen Probanden durchgeführt werden, liegt daran, dass Männer oder männliche Versuchstiere weniger hormonelle Veränderungen und damit auch weniger anderweitige Einflüsse haben als Frauen und nicht schwanger werden können. Damit umgeht man die Gefahr einer Fruchtschädigung.

Nicht nur im somatischen Krankheitserleben, sondern auch im psychischen Krankheitserleben besteht eine Diskrepanz. Das Verstehen von und der Umgang mit Krankheit sind individuell verschieden und könnten sicherlich auch geschlechtsspezifisch betrachtet werden. Erleben Frauen einen Herzinfarkt, gehen männliche Ärzte häufiger von einer Panikattacke aus als Ärztinnen. Die Übersetzung der Symptome und die Schilderung der Beschwerden scheinen bei Frauen anders anzukommen als bei Männern. Würden wir Ärztinnen es uns endlich trauen, uns auf unsere weiblichen Eigenschaften zu verlassen, wären wir bessere Ärzte. Einige Studien belegen, dass Ärztinnen den Patienten länger zuhören und mehr Zeit für die Kommunikation einplanen als Männer. Die Ergebnisse mehrerer Studien zeigten, dass Patienten, die von Frauen behandelt wurden, weniger Komplikationen hatten, seltener wieder ins Krankenhaus aufgenommen werden mussten und eine niedrigere Sterberate hatten. Wenn Patientinnen von Ärztinnen behandelt wurden, war die Sterberate am niedrigsten. Die höchste Sterberate gab es dann, wenn Patientinnen von männlichen Ärzten untersucht wurden. Diese Studien liegen für internistische, kardiologische Behandlungen vor. Eine weitere untersucht die Sterberate von Patienten, wenn sie von weiblichen oder männlichen Chirurgen behandelt wurden. Auch hier zeigte sich eine niedrigere Sterberate, wenn Chirurginnen behandelten.

Die Untersuchungen gehen davon aus, dass Ärztinnen sich mehr an der evidenzbasierten Medizin orientieren und Patienten zu präventiven Maßnahmen raten. Sie überschätzen ihre eigenen Fähigkeiten seltener und handeln eher leitliniengetreu. Damit stimmen auch die Indikationen für viele Therapien und Komplikationen können verhindert werden. Außerdem beziehen sie die Patienten durch die offene Kommunikation mehr in die Therapieentscheidungen mit ein und erreichen damit eine bessere Compliance. Sprich: Patienten halten sich eher an die vereinbarten Zielsetzungen.Vielleicht ist die Studienlage noch nicht ausreichend, aber es zeichnet sich eine Tendenz ab. Vielleicht sind die Ergebnisse auch auf andere Aspekte zurückzuführen. Kritiker der Studien behaupten, Ärztinnen wären bei ihren Behandlungen von Patientinnen eben ausgeruhter als ihre männlichen Kollegen, weil sie hauptsächlich in Teilzeit oder zu familienfreundlicheren Zeiten arbeiten würden. Unabhängig davon, dass ich es witzig finde, dass man behauptet, eine Mutter bekäme viel Schlaf und sei dank der Familienarbeit ausgeruht, fände ich diese Schlussfolgerung auch keine Verzerrung von Ergebnissen. Ob die bessere Kommunikation mit den Patienten oder ein erholendes Privatleben eine Rolle dafür spielen, sollte in weiteren Studien abgeklärt werden. Ich finde alle Erklärungen mehr als einleuchtend.

Es zeigt: Wir müssen voneinander lernen, zusammenarbeiten und den sogenannten »soft skills« viel mehr Aufmerksamkeit geben als bisher.

Es ist schwer aus einem Gesundheitssystem auszusteigen, das zur Unterversorgung von schwer kranken und hilfebedürftigen Menschen führt und zur Überversorgung von Menschen, die sich im Dienstleistungssektor des schmerzfreien Alterns und der lebensverlängernden Medizin bewegen – aber eine absolute Notwendigkeit.

Vielleicht sollten wir uns auf die Werte und die Qualitäten unserer Arbeit zurückbesinnen. Ein erster Anfang ist getan. Siebzig Prozent der Studierenden sind Frauen. Fördern wir Frauen, unterstützen wir Frauen uns gegenseitig, bringen wir uns mit unseren weiblichen Eigenschaften in den Alltag als Ärztinnen ein, schaffen wir den Weg raus aus dieser selbst gemachten Hölle. Wir Frauen müssen mit den Männern zusammenarbeiten und von ihnen lernen. Wir müssen uns etwas zutrauen, selbstbewusster werden und unsere Zurückhaltung ablegen. Wir müssen die Verantwortungen der Väter für ihre Kinder einfordern. Sowohl männliche als auch weibliche Ärzte müssen in Elternzeit gehen und Teilzeit arbeiten können. Wer das Leben außerhalb der Klinikstrukturen fördert, senkt Krankheitstage, erhöht die Effizienz und steigert die Leistungsbereitschaft.

Qualität bedeutet nicht nur, einen Patienten nach drei Tagen entlassen zu können. Qualität bedeutet, dass sich ein Krankenhaus um faire Arbeitsbedingungen kümmert und um die Gleichstellung von Frauen und Männern. Qualität bedeutet ausgeruhtes Personal, das seine Patienten nicht hasst oder anschreit. Qualität bedeutet, angelächelt zu werden, wenn man aus der Operation aufwacht. Qualität bedeutet, keine Stunde darauf warten zu müssen, bis einen jemand auf die Toilette bringt. Qualität bedeutet weniger Fehler. Qualität bedeutet Wertschätzung von Fachpersonal, Förderung von Teamarbeit und Miteinander, Förderung von multiprofessionellem Arbeiten und Austausch, Förderung von Arzt-Patienten-Kommunikation und patientengerechtem Arbeiten. Dafür muss die Gesundheitskompetenz der Patienten deutlich gestärkt werden. Wir brauchen Programme, die Menschen den Umgang mit Krankheiten wieder näherbringt. Wir brauchen die Stärkung einer auf Werten basierenden Medizin und den Abbau dieser überbordenden Bürokratie. Wir brauchen Zeit für die Patienten. Obwohl ich am liebsten im Operationssaal stehe und Patienten operiere, mit denen ich nicht kommunizieren kann weil sie narkotisiert sind, ist dies meine zwingende Erkenntnis der letzten Jahre.Trotz des sehr düsteren Gesamtbildes habe ich eines nie verlernt. Ich liebe diesen Beruf. Die Arbeit als Ärztin ist wunderschön. Es ist eine Gratwanderung zwischen Himmel und Hölle. Ich lerne jeden Tag dazu. Ich durfte unter Ärzten lernen, die mich förderten und mich unterstützten. Ich durfte unter Ärzten lernen, die mir keine Chance in diesem Beruf gaben und musste einige Steine aus dem Weg räumen, um nun endlich meinem Traum ein Stück näher zu rücken. Ich werde mein Bestes geben, um auch die Facharztprüfung zu bestehen und weiterhin diesen tollen Beruf auszuüben, der mich über die Grenzen meiner Belastbarkeit brachte.Ich hoffe, dass sich bald etwas im Gesundheitswesen ändert. Ich habe wunderbare Menschen kennengelernt, die ihre ganze Kraft in die Behandlung kranker Menschen stecken. Eine qualitativ hochwertige Medizin können wir nur leisten, wenn wir ihnen endlich zuhören.

Für mich selbst geht die Entwicklung im Gesundheitssystem leider zu langsam. Als fertige Fachärztin werde ich nicht weiter im Krankenhaus arbeiten können. Meine Energie möchte ich darauf verwenden, Veränderungen zu bewirken, Positives zu schaffen und Patienten medizinisch und menschlich zu behandeln. Ich möchte in einer Arbeitswelt leben, in der meine Kompetenzen geschätzt und gefördert werden. Die Effizienzsteigerung und Hauptausrichtung an der Wirtschaftlichkeit hat meine ärztlichen Qualitäten und die Sicherheit für die Patienten massiv vermindert. Nicht nur das günstigere Nahtmaterial oder die Schere, die nicht schneidet, aber als Einwegartikel günstiger ist als die scharfe Variante, verhindern meine gute Arbeit. Auch die Tatsache, dass ich nicht zwei Patienten gleichzeitig behandeln kann, steht meinem Anspruch einer qualitativ hochwertigen Medizin im Weg. Solange die Wirtschaftlichkeit über der Qualität meiner Arbeit steht, habe ich ernsthafte moralische und ethische Bedenken, meinen Beruf weiter auszuüben. Wie immer werde ich einen Umweg finden müssen, um das machen zu können, was ich liebe.